JN209620

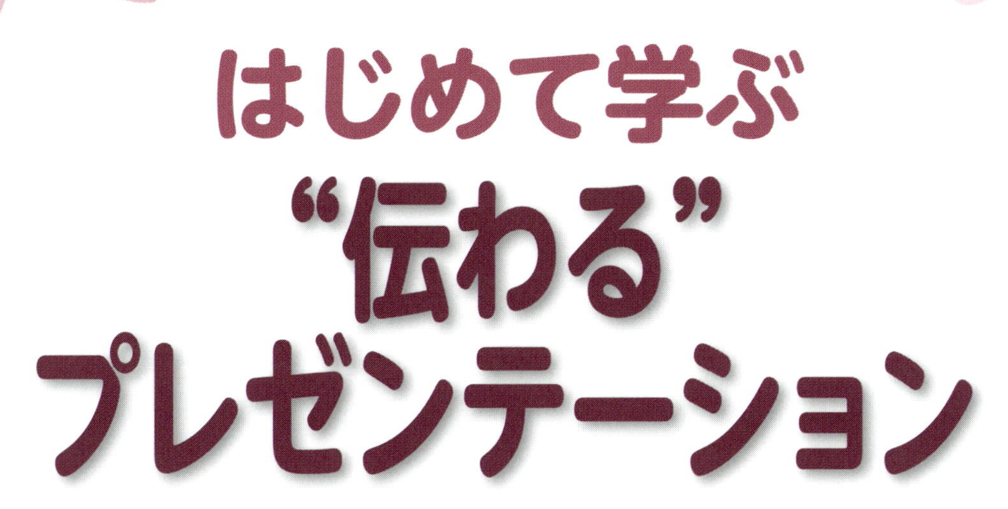

はじめて学ぶ
“伝わる”プレゼンテーション

— 患者指導，カンファレンスから学会・院内発表まで —

埼玉県立大学保健医療福祉学部看護学科 教授
編著：國澤 尚子

総合医学社

執筆者一覧

●編　集

國澤　尚子　　埼玉県立大学保健医療福祉学部看護学科 教授

●執　筆（執筆順）

國澤　尚子　　埼玉県立大学保健医療福祉学部看護学科 教授
丸山　　優　　埼玉県立大学保健医療福祉学部看護学科 准教授
新村　洋未　　埼玉県立大学保健医療福祉学部看護学科 准教授

まえがき

看護師は，申し送りやカンファレンス，会議，伝達・報告，患者への指導，研究発表など，人に向かって話をする機会が多々あります．本書では，話し手が中心となって，どちらかというと一方的に話をする場面をプレゼンテーションとして扱っています．本書は，PowerPoint での発表資料の作り方はもちろんのこと，プレゼンテーションのキホンとなる話の論理的な組み立てや看護師のプレゼンテーションに求められるアセスメントの解説にも重点をおいていることが特徴です．これらをふまえたうえで，さまざまな場面でのプレゼンテーションについて示しました．

Chapter 1 では看護師に求められるプレゼンテーション力について述べました．Chapter 2 はプレゼンテーションの論理的な組み立てと日常的に見られるコミュニケーションの例を示しました．Chapter 3 は，自己紹介，「私の大切な物」の紹介，自己 PR，患者・家族への説明を例に，話の内容によって聞き手と話し手である自分を結びつける方法について解説しました．Chapter 4 は，研究発表の際の PowerPoint の作り方およびポスターの作り方のポイント，よりよい発表方法を示しました．Chapter 5 はカンファレンス，申し送り，研修報告，会議の報告でのプレゼンテーションの考え方や内容を整理しました．Chapter 6 では，研修の組み立て方について解説しました．

プレゼンテーションは，人に対して「話す」ことです．看護師にとってプレゼンテーションは，職務を果たし，自身の看護の考え方を他者に伝えるために欠かすことができない手段の 1 つです．看護師は，日々，誰に何をどのように伝えるべきかを考え，論理的思考を訓練しています．プレゼンテーションは，うまく話すことよりも，相手がわかるように伝えることが大切です．本書が相手の思考を刺激するようなプレゼンテーションを考えるために役立てば幸いです．

本書の発行にあたりご尽力くださった総合医学社の皆様に厚くお礼を申し上げます．

2019 年 7 月

國澤 尚子

目　次

カバーイラスト：Nikolamirejovska/Shutterstock.com

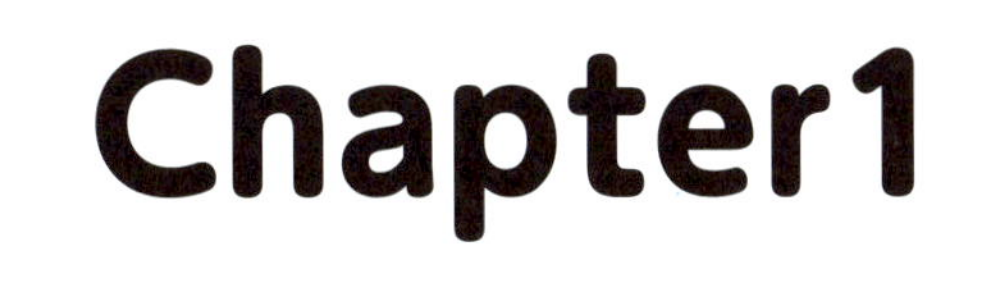

Chapter1

プレゼンテーションを
はじめる前に

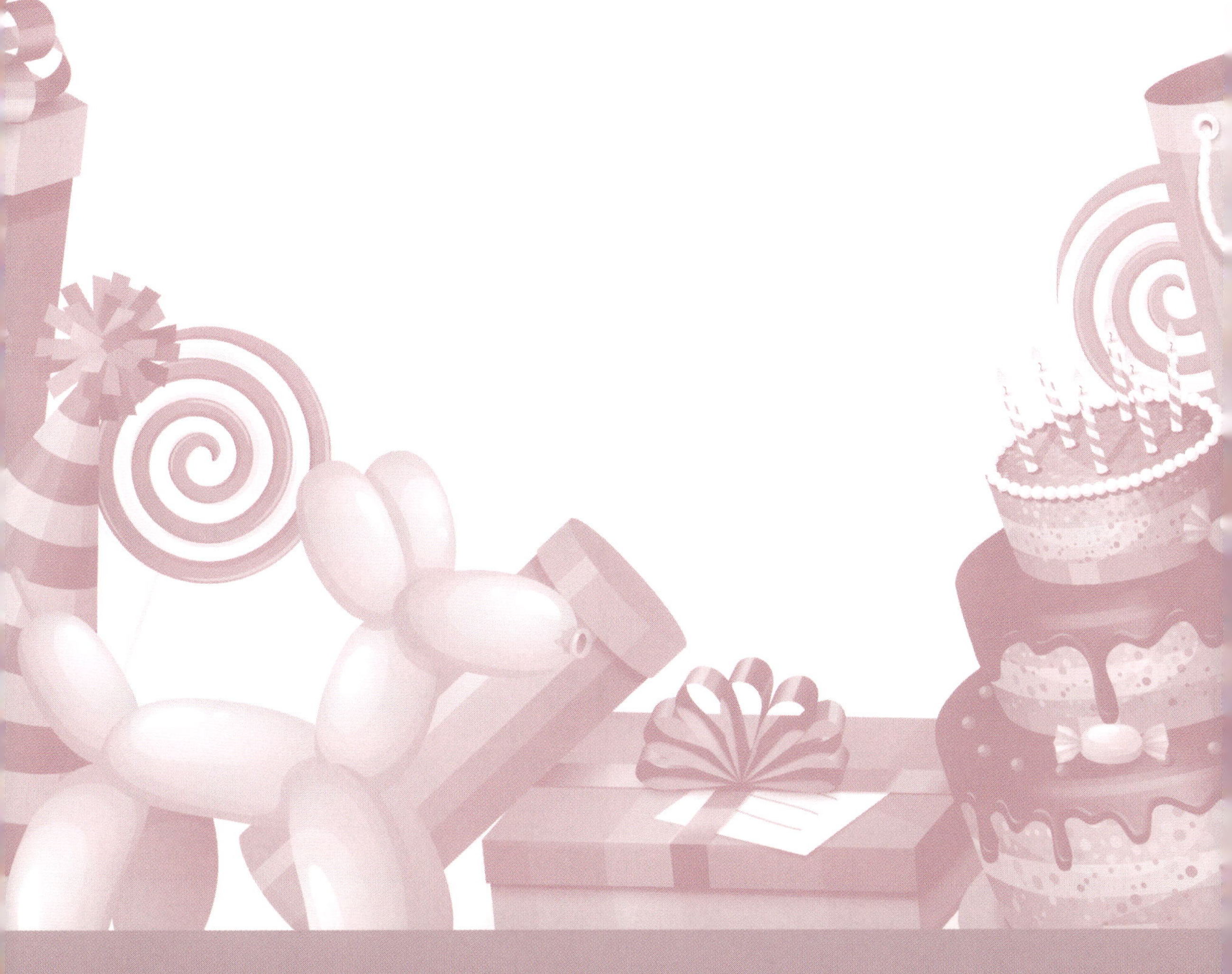

1 「話す」場面

プレゼンテーションには「話す」ことが含まれます．講義をする，研究を発表する，スピーチをするなど，人に話をする機会はいろいろあります．仕事の中では，伝達・報告，説明，申し送りなどがあげられます．これらはどちらかというと一方的に話し，発言量も多くなります．上記がいわゆるプレゼンテーションです（**図 1 右下**）．本書で取り上げるのはこの部分です．「ファシリテータ」の発言や「指示・命令」も「話す」ことの一部ですが，発言量は少なく，単発のことが多いと思われます（**図 1 左下**）．

「話す」ことは，「日常会話」や「議論」のように，やりとりが双方向で発言量が多いこともあります．「相談」「面接・面談」「病状説明」「質疑応答」などは双方向ですが，自分が実施側か受ける側かという立場の違いによって，発言量には差があります（**図 1 上側**）．また，「指導」は，相手の自己評価が中心の場合は「聴く・訊く」ことが多くなりますが，指導量が多い場合は指導者の発言量は多くなり，一方的になりがちですので，「プレゼンテーション」の枠に入れています．「指導」もプレゼンテーションであるということについては後述します（Chapter3, 35 頁参照）．

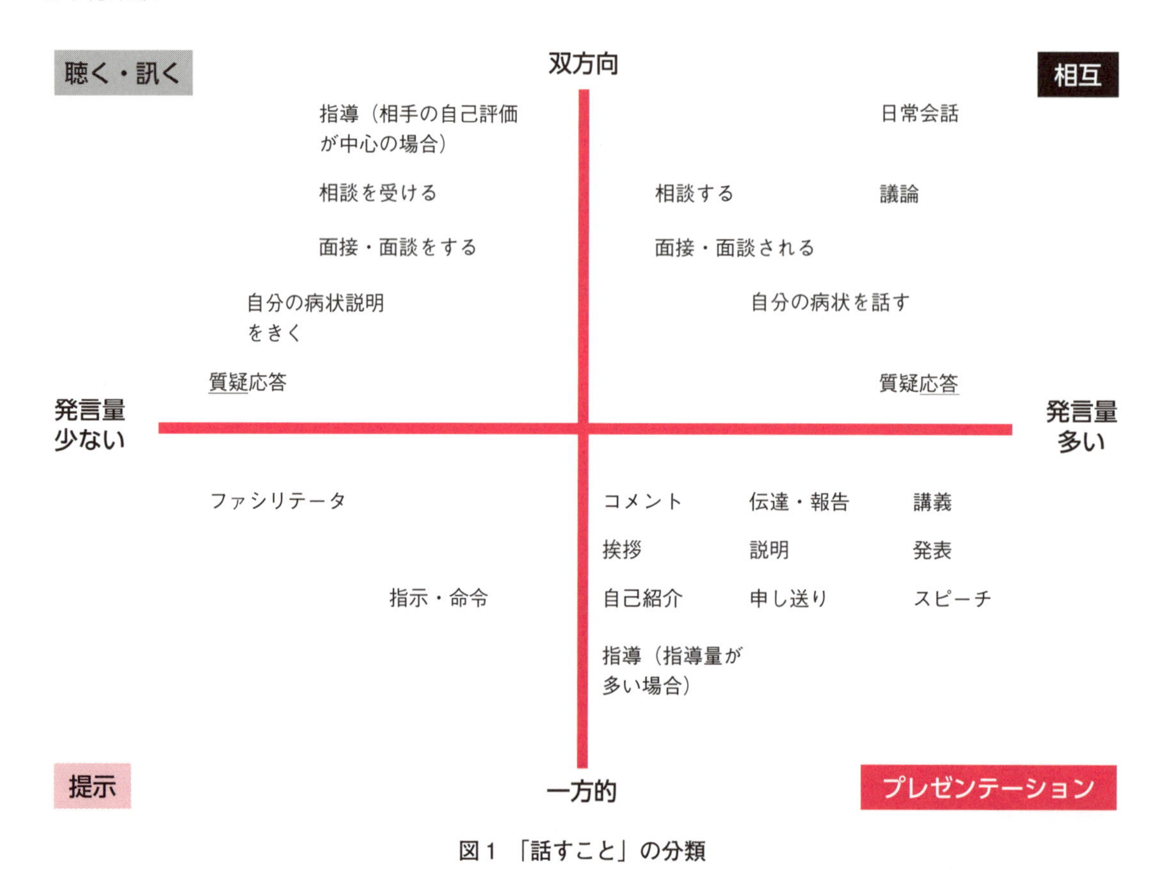

図 1 「話すこと」の分類

2 「伝えたいこと」と「聞きたいこと」の違い

結婚式でスピーチを頼まれたときには，新郎（または新婦）の人柄や逸話などを思い出しながら，自分が知っている新郎（または新婦）のすばらしい（あるいは魅力的な，秀でた，意外な）一面をどのように参列者に伝えようかと想像を巡らせながら，事前に準備をする人が多いのではないかと思います．

結婚式では，新郎，新婦の親・兄弟姉妹・親戚は，これから家族になる相手のいいところや将来性を聞きたいのではないかと思われます．しかし，親しい友だちはわざと不真面目な一面を披露することで，会場の笑いを誘おうとします．お互いをよく知っている友だちであれば楽しい暴露になるかもしれませんが，家族は驚いたり，がっかりしたりするかもしれません．聞き手が多い場では，一部の聴衆の期待に応えるようなプレゼンテーションでは不十分です．もし，意外な一面を暴露したとしたら，そのあとは褒めるという配慮をします．スピーチは聞き手よりも話し手が中心になりますが，プレゼンテーションは聞き手を中心に話を組み立てるときに使われる表現です．そのため，結婚式で話すときも，スピーチではなくプレゼンテーションのほうが適しているのではないかと考えます．

懇親会や研修会など人が集まる場で，いきなり挨拶やコメントを求められたり，たくさんの人の前で自分が最初に自己紹介をすることになったりして，戸惑うことがあります．何を話すか定まっていない状態で話さなければならないときに，当たり障りがなく，かつ少しおもしろみを含むことを話そうとすると，かえって緊張して，何を話しているのかわからなくなります．ただ，結婚式でも講演でも，あまり話す内容をきちんと決めたり練習したりせずに，雰囲気に合わせて思いついたことを話すという高い能力をもっている人もいます．それは特別な能力だと思いますので，本書では地味ではありますが，地道に話す内容を作り上げて，確実に効果的なプレゼンテーションができる方法について解説します．

プレゼンテーションが効果的だったかどうかを決めるものは，自身がうまく話せたと思うかどうかではありません．プレゼンテーションは，自分が話したいことを伝えるという側面と，聞き手が聞きたいと思っていることを話す，つまり期待に応えるという側面があります．この両方が成立したときに，効果的なプレゼンテーションができたといえます．お笑い芸人は，笑わせてほしいという聴衆の期待に応えるように笑いのネタを考えながら，社会風刺や皮肉を交えることで自分たちの主張も込めています．

専門家の講演では，聴衆は，専門家の知識，専門家が捉えた事実，専門家としての意見や判断などを聴きたいと思っていますし，話し手である専門家自身も，自分自身のもっているそれらのものを伝えたいと思っていますので，期待が一致しています．それでも，難しい話ばかりだと，思考が停止して，退屈されたり居眠りされたりしますので，聴衆がどのようなことを知りたいと思っているかを想像しながら，内容や話し方を考えます．

最近の健康番組の多くは，数人の芸能人が学生役となり，専門家が解説をするという授業のような形態をとっています．テレビを見ている人たちは，芸能人と同じ立場で授業を受けているような気持ちになります．映像やデータが示され，芸能人がタイミングよく質問し，わかりやすい説明を聞くことができると，すっきりします．健康番組では，専門家が伝えたいことというよりも視聴率がとれそうな内容を選んでいると思われますので，内容そのものについてはいろいろ意見があると思いますが，話し手が伝えたいこと，聞き手が知りたいことが一致し，わかりやすく伝える方法については，参考になるところがあります．

デモンストレーション販売（実演販売）員，店員さんや営業マン，保険外交員などは，商品についてはもちろん，その周辺の情報にも精通しており，1つ聞いたら10倍の説明をしてくれます．その商品に対する自信と，その商品のよさを伝えたいという誠実さが，人の心を動かすのだろうと思います．洋服屋で試着して，商品の説明を聞いて，気に入って，値段を見て，買おうか迷っているときに，「これ，30分前に50%引きにしたばかりなんですよ」の一言は，財布のひもを緩める効果絶大です．もし最初から値引きの情報を聞いていたら，ほかにも値引きした商品があるのだろうと思って，1つの物に集中できなくなり，あれこれ見て，結局買わないということになりかねません．これは，情報を伝えるタイミングも重要ということの一例です．

3　看護師に求められるプレゼンテーション力

看護師にとって，人と話をすること，人に話をすることは，日常的な行動です．黙っていては仕事になりません．書いてまとめるのは苦手という人は少なくありませんが，状況や経験を順序立ててわかりやすく話すことがうまい人は多いと思います．それなのに，プレゼンテーションは苦手という人がいます．多職種カンファレンスや地域ケア会議など，看護師以外の職種の前で，看護について話さなければならないことが苦手という声も聞かれます．

プレゼンテーションが苦手というのは，理由や根拠を論理的に説明することを指しているのではないかと思われます．

大腿骨頸部骨折のため人工骨頭置換術を行った入院中の88歳のAさんの状況について説明を求められて，次のように話しました．

Ａさんは今日で術後７日目です．術後の経過は良好で，創部感染，深部静脈血栓症，神経・血管障害はみられていません．抗生剤の点滴は終了，尿管カテーテルは抜管，弾性ストッキングも終了となりました．２日前から歩行とリハ室でのリハビリが開始になり，明日抜糸し，シャワー浴をする予定です．お話好きで，明るいのですが，禁忌動作やリハビリが覚えきれないようで，同じことを何度も質問してきます．紙に書いても，どの紙に書いたかを忘れてしまうようなので，紙を貼ってもらうことを考えています．

このような内容は，すらすらと出てきます．しかし，「状況だけではなく，理由も合わせて説明してください」と言われると，何に対する理由を述べたらいいのか，どのくらいまで具体的な理由を述べたらいいのか，何をどう説明したらいいのか，考え込んでしまいます．

理由を言い始めたら，どの言葉にも説明が必要になってしまいます．なぜ創部感染，深部静脈血栓症，神経・血管障害が起こっていないといえるのか，抗生剤の終了・尿管カテーテルの抜管・弾性ストッキング終了の目安は何か，２日前から歩行とリハ室でのリハビリが開始になったのはなぜか，明日抜糸するのはなぜか，そのあとシャワー浴をするのはなぜか，禁忌動作やリハビリが覚えられないのは認知症の徴候ではなく年齢による記憶障害といえるのか，大きな紙に貼ることの根拠は何か，など，１つひとつに理由が必要だと考えてしまうと，かえってわかりにくい説明になってしまいそうです．

目的が不明確で抽象的で，無茶ぶりとも思えるような依頼には，看護師としての考えを伝えるのが最善ではないかと考えます．聞いたほうも，医師がするような病状の説明を聞きたいわけではなく，看護師としての考えを聞きたいのだと思います．

病状や治療，患者の反応などの経過に対して，看護師としてのアセスメントは何かということです．次のようにしてみてはいかがでしょうか．

Ａさんは今日で術後７日目です．一般的な人工骨頭置換術後の経過をたどっており，安静度，食事，排泄，清潔などの日常生活もクリニカルパスに沿って進められています．２日前から本格的なリハビリが開始され，明日からシャワー浴も可能になるなど，活動量が増えることが予想されるため，意欲が先行して身体的疲労の蓄積につながらないように，活動と休息のバランスが大切だと考えています．また，禁忌動作やリハビリが覚えきれないようで，同じことを何度も質問してきます．覚えられないことがやる気の減退につながらないように，紙を貼って，見ればわかるようにする準備をしています．高齢のため，入院という環境の変化や手術の侵襲が記憶力の低下を招いている可能性もありますので，言動に注意しながら観察しています.

看護師としてのアセスメントとは，看護師の立場で意識している情報とその意味づけであり，看護師としての論理的思考を表現したものです．この論理的思考を高めることが看護師としてのプレゼンテーション力を向上させることにつながると考えます．そこで，Chapter 2では論理的思考について解説します.

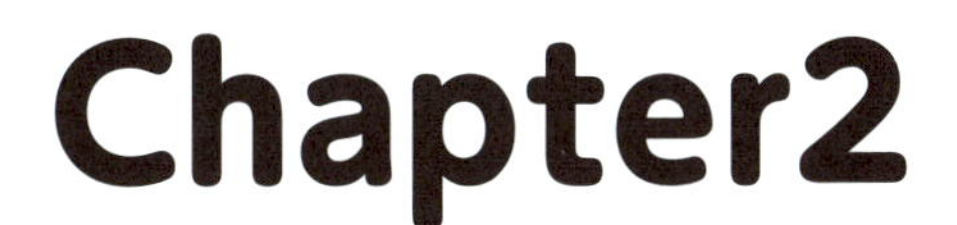

Chapter2

プレゼンテーションのキホン

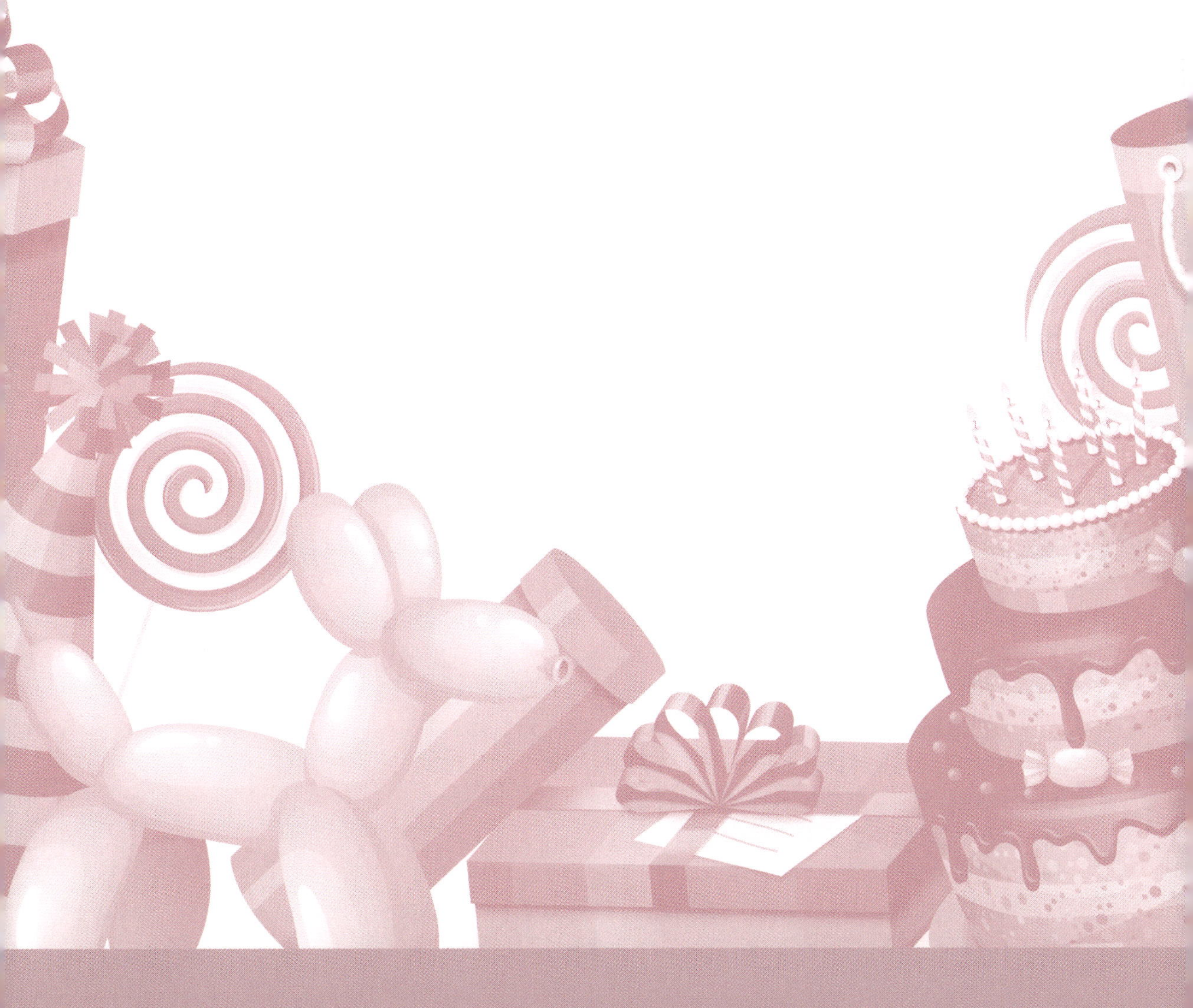

1　プレゼンテーションの目的と内容

何らかの発表を行うことをプレゼンテーションといいます.「発表」や「説明」と呼ばずにあえて「プレゼンテーション」と呼ぶときには, 資料や発表の方法について理論上, 視覚上の工夫が施されているという意味合いが込められていることもあります. いずれの場合もプレゼンテーションのキホンは“メッセージ”を“伝える”ことです. そのため, まず何のために（目的), 何を（内容), どのように（方法）伝えるかを明確にする必要があります（**表 1**).

事実・情報・知識・判断・心情・価値観・考え・意見などの内容を, 理解・納得を得る, 共感・同意を得る, 行動変容を促すために, 伝えたり説明したり主張・訴えたりすることがプレゼンテーションです.

表 1　プレゼンテーションの目的・内容・方法

目的（何のために）	内容（何を）	方法（何をする）
理解・納得を得る 共感・同意を得る 行動変容を促す	事実・情報・知識 判断・心情・価値観 考え・意見	伝える 説明する 主張する・訴える

2　メッセージが伝わるための要素

Chapter 1 の図 1（2 頁参照）でプレゼンテーションの例として示したものの中で,「コメント」「挨拶」「自己紹介」「スピーチ」「申し送り」は, 情報の受け手側は主に音声によって情報を得ています. 話す人の声色や表情から受け取る感情や熱意, 自信などは, 内容ではなく印象ですが, これも情報の 1 つです. 聞き手をよく見ながら話すと, 自然に目線が合うようになってきます. うなずく様子を見ていると落ち着いてきます. 話し手に聞き手の様子が伝わると話しやすさに影響します. テンションは普段よりもやや高めにして, 自分も楽しみながら話すことができると, 聞き手も「聴く」ことに集中できます. 原稿ばかり見ている話し手とは, つながりを感じることができないため, 聞き手はなかなか話に入っていくことができません. メッセージの伝わりやすさは話し手と聞き手の相互作用によるといえます. また, 与えられた時間を守ることも大切です. 講演時間は聴衆との約束の 1 つです. せっかくすばらしい講演であっても, 講演時間がオーバーしたため途中退席することになってしまったり, 最後まで聴いたけれど次の予定を変更しなければならなくなったりするのは, あまりいい気持ちはしません.

図 1 に情報の伝わりやすさに影響することを示しました. 見ることにより情報が得られる「看護記録」「議事録」「パンフレット」「案内文」などは, プレゼンテーションの位置づけではありません. しかし, 文字

情報を伝えるこれらの「資料」を音声情報に追加することにより，プレゼンテーションの効果を高めることができます．

例えば，「伝達・報告」「説明」「講義」「発表」は音声だけでも伝えられますが，「会議資料」「講義資料」「発表資料・ポスター」を同時に提示することによって，伝わりやすくすることができます．

ただし，受け手側は耳と目を同時に使って情報を得ることになりますので，聴覚と視覚が連動するように伝える必要があります．テレビや映画を見るのと同じです．文字を読み終わらないうちに次の画面に移ってしまい，思考がついていけなくなったという経験をしたことがあると思います．この状態が続くと，情報を得ようとする意欲が失われます．

スクリーンに提示しているものを資料として配布すると，自分のペースで資料に目を通して，聴くことに集中しなくなることがありますので，資料は最後に配ることもあります．

聞きやすさには，話し方（声の大きさ，話すテンポ，言葉遣い，話し方のクセ），話す時間の長さ，話す態度などが影響します．見やすさには，文字（大きさ，色，書体，間隔，言葉遣い），図表，絵・写真などが影響します．

適切な情報量，情報の処理のしやすさ，思考のつながりやすさを工夫することがプレゼンテーションのキホンです．

会場がざわついていたり，硬い雰囲気だったりした場合には，本題に入る前に簡単な体操やゲームなどのアイスブレーク（氷のような雰囲気を壊す）を行い，会場の雰囲気を変えて，聞き手の準備をしてから話し始めることもあります．

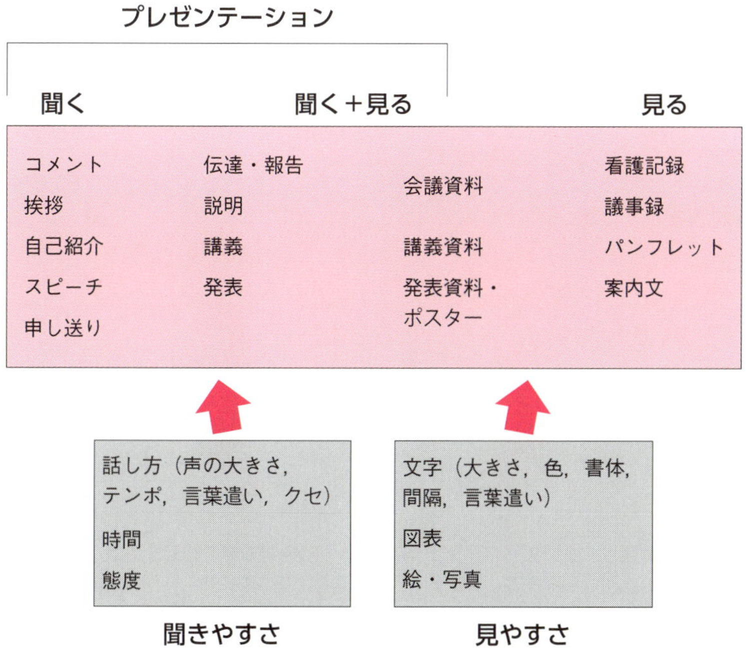

プレゼンテーション

聞く　聞く＋見る　見る

聞く	聞く＋見る		見る
コメント	伝達・報告	会議資料	看護記録
挨拶	説明		議事録
自己紹介	講義	講義資料	パンフレット
スピーチ	発表	発表資料・ポスター	案内文
申し送り			

話し方（声の大きさ，テンポ，言葉遣い，クセ）
時間
態度
聞きやすさ

文字（大きさ，色，書体，間隔，言葉遣い）
図表
絵・写真
見やすさ

図1　情報の伝わりやすさに影響すること

3　論理的な組み立て

プレゼンテーションにおいて最も重要なことは，情報を伝えるための組み立てであり，その組み立てが論理的であるということです．論理とは「ある事実から，当然，次の事実が言えるという，話のすじみち」であり「事実の間にみられる，深いつながりや理由」です（三省堂国語辞典第七版）．つまり，論理的に組み立てるということは，話の筋が通っている，ストーリーがある，話がつながっているということであり，話がつながっていくような構造にするということです．論理的に組み立てられていない話はわかりにくいため，相手の思考や解釈する力に頼ることになります．

映像を通して情報を伝えるときも，映像全体のストーリーを考え，どのような場面の映像を撮るのかあらかじめ計画し，計画に沿ってつなぎ合わせるそうです．いろいろな場面を撮っておいてあとでつなぎ合わせようとすると無駄な時間がかかるばかりではなく，必要な映像が撮れていなかったりして，ストーリーもバラバラになってしまうそうです．人に何かを伝えようとする場合は，言葉でも映像でも，話の組み立てが大切ということです．

論理的思考の要素は「事実（データ）」と「理由・解釈・基準・文献」，これらを根拠とした「意見（主張・結論）」の3つです（**図2**）．

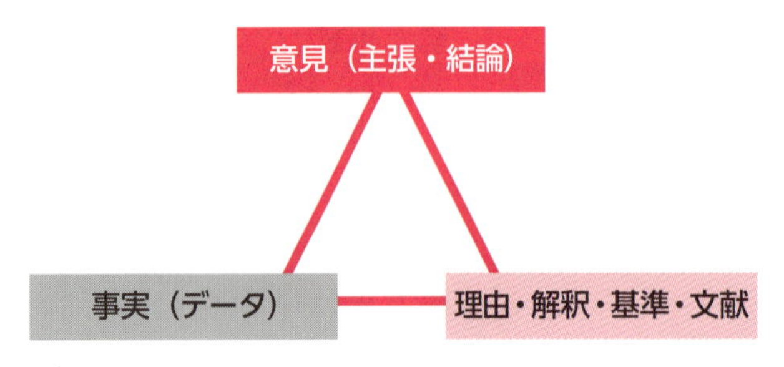

図2　論理的思考の3要素

下記は論理的思考の一例です．「Cさんに歯科受診を勧める」という意見の根拠として，「Cさんの口臭と歯肉出血」という事実，「口臭と歯肉出血」から解釈される歯周病の可能性を示しています（**図3**）．

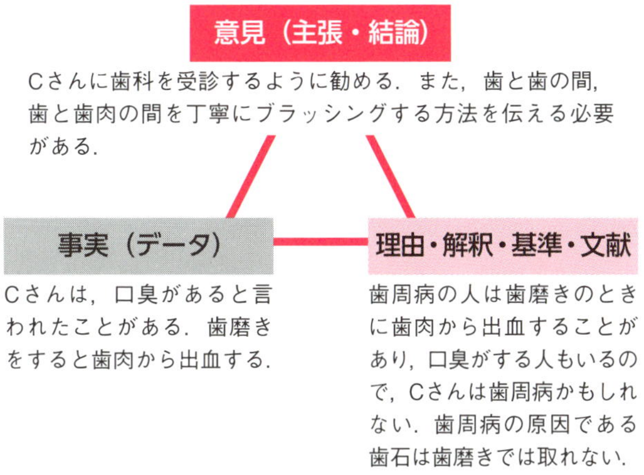

意見（主張・結論）
Cさんに歯科を受診するように勧める．また，歯と歯の間，歯と歯肉の間を丁寧にブラッシングする方法を伝える必要がある．
事実（データ）
Cさんは，口臭があると言われたことがある．歯磨きをすると歯肉から出血する．
理由・解釈・基準・文献
歯周病の人は歯磨きのときに歯肉から出血することがあり，口臭がする人もいるので，Cさんは歯周病かもしれない．歯周病の原因である歯石は歯磨きでは取れない．

図 3　論理的思考の例

似ているようであっても，論理的思考とはいえない場合があります（図 4）．

意見（主張・結論）
高齢者の歯磨きは介助で行ったほうがよい．
事実（データ）
高齢者は口臭がある人が多い．
理由・解釈・基準・文献
高齢者は自分できちんと歯磨きができない．

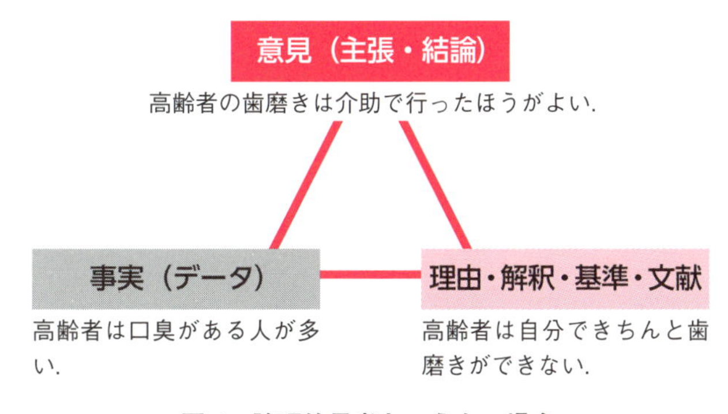

図 4　論理的思考といえない場合

高齢者は口臭がある人が多いというのは事実でしょうか．ここでいう高齢者とはどういう年代の人を指しているのかわかりませんし，口臭がある人が多いというのは個人的な見解に聞こえます．また，高齢者はきちんと歯磨きができないというのは，自分の歯は歯肉に対する歯磨きの方法なのか回数なのか時間なのか，入れ歯の手入れなのか，内容が不明確です．そのため，高齢者の歯磨きは介助で行ったほうがよいという意見は，誰に対してどのような介助方法で歯磨きを行ったほうがよいと主張しているのか，具体性がありません．聞き手は次のように，話の穴を埋めながら，理解するしかありません．

多いかどうかはわからないけれど，高齢者の中には口臭がある人もいる．その原因の 1 つとして，歯磨きができていないことをあげている．歯磨きがきちんとできない人の中には，手が不自由で歯ブラシを細かく動かしたり，奥までブラッシングしたりできない人もいるだろうし，目が悪くて歯磨きの仕上がり具合がよく見えない人もいるかもしれない．だから，そういう人には歯磨きの介助をしたほうがいいと言いたいのだろう．

話し手は聞き手が想像したようなことを言いたかったのかもしれませんが，もしかすると入れ歯の手入れのことを言いたかったのかもしれません．聞き手が自身の想像を混じえながら理解することにより，話し手が言いたかったことからずれていく可能性があります．

次は新人教育に関する師長の発言です．師長は①②③の順番に発言しました（図5）．

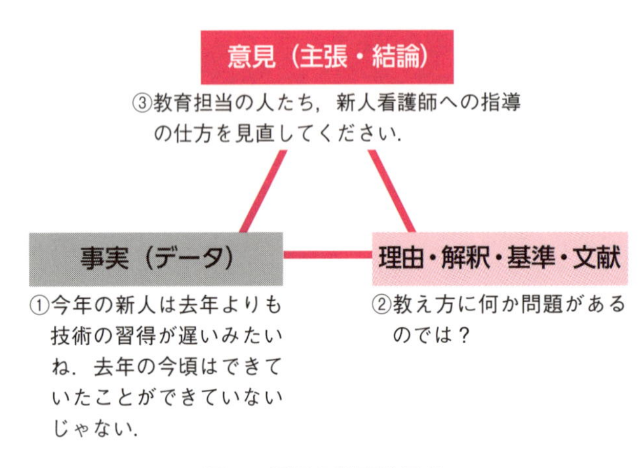

図5　師長の論理的思考

②の「教え方に何か問題があるのでは？」という発言には根拠があります（図6）．

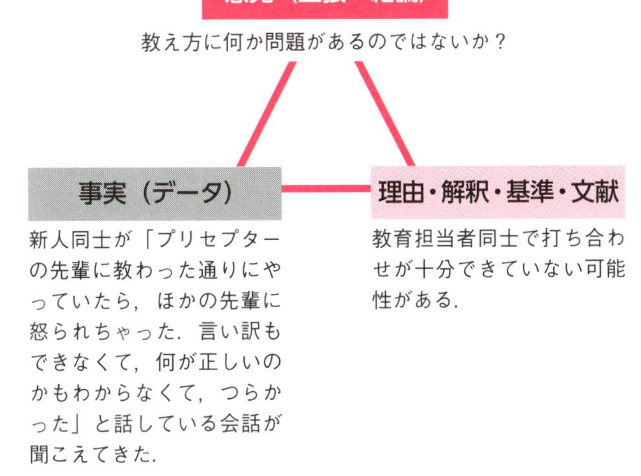

図6　師長の論理的思考の根拠

このように，「理由・解釈・基準・文献」を「意見（主張・結論）」としてさらに論理が続いていきます（図7）．

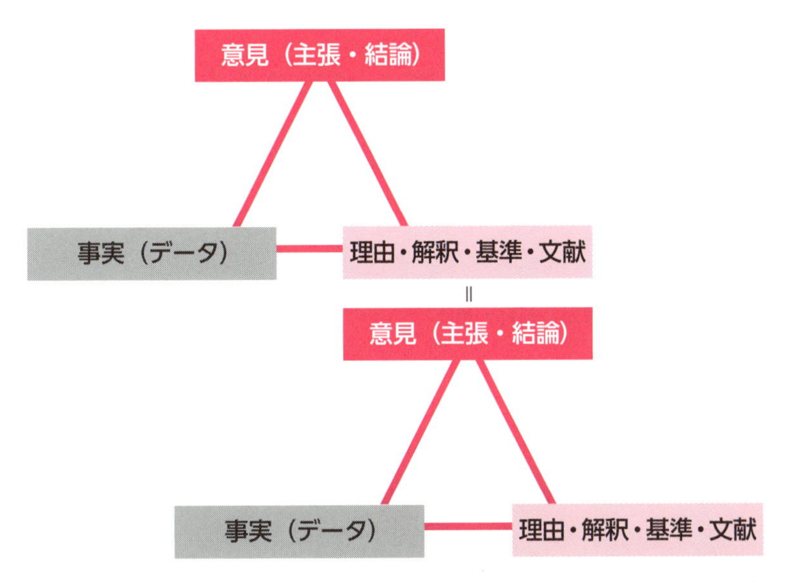

図7　「理由・解釈・基準・文献」を「意見（主張・結論）」としてさらに論理が続く

しかし，「教え方に何か問題があるのではないか？」という師長の発言の根拠は，この時点ではスタッフに伝わっていません．日常のコミュニケーションでは話し手が言葉を節約しすぎて説明不足になりがちです．師長の発言を聞いたスタッフは，情報の一部しか取り上げてくれていない，決めつけや思い込みで偏った判断をしたりしている，と感じました．このようなときは，責められたと防衛的になるのではなく，質問をしたり，自分が知っている事実を伝えたりしながら，相手が論理を構築し直すように促す必要があります.

去年新人だったFさんは勉強熱心で，こちらがいちいち言わなくてもわからないことは自分で調べてきて質問するような人だったので覚えるのが早くて，2ヵ月近く早くプログラムを終了しました．だから去年が早めだったのです．今年の新人たちが特別に遅いわけではありません．例年並みの仕上がり具合です．教育担当のメンバーは同じですし，去年と同じプログラムで進めていますが，私たちが気づけていないことがあると思いますので，師長さんから見て私たちの教え方が問題だと感じられることについて，具体的に教えてください．

この発言は，次のような論理的思考によるものです（図8）.

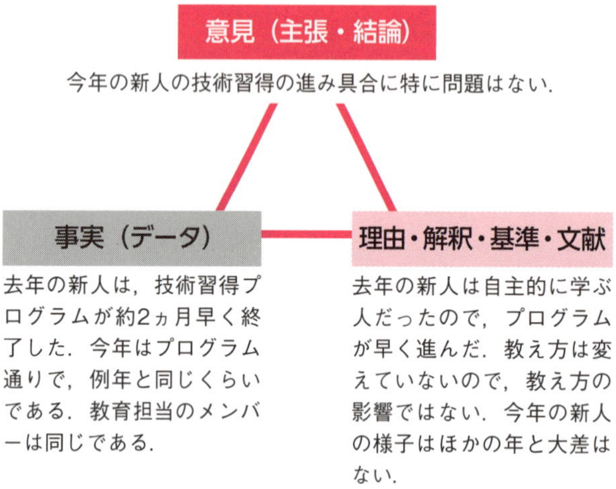

意見（主張・結論）
今年の新人の技術習得の進み具合に特に問題はない．
事実（データ）
去年の新人は，技術習得プログラムが約2ヵ月早く終了した．今年はプログラム通りで，例年と同じくらいである．教育担当のメンバーは同じである．
理由・解釈・基準・文献
去年の新人は自主的に学ぶ人だったので，プログラムが早く進んだ．教え方は変えていないので，教え方の影響ではない．今年の新人の様子はほかの年と大差はない．

図8　スタッフの論理的思考

場面は変わり，次は，主任の発言です（図9）.

意見（主張・結論）
受け持ちはちゃんと看護計画を立ててください．
事実（データ）
患者さんが足を掻いていたので見せてもらったら，かさかさだったわ．
理由・解釈・基準・文献
足の清潔ケアをやっていないということよね．看護計画に上がっていないということ？

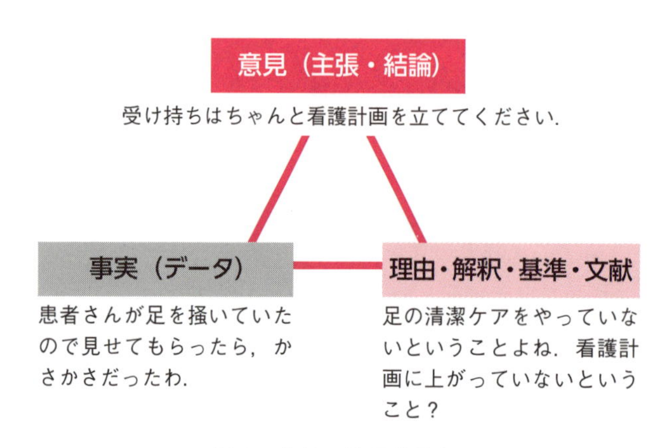

図9　主任の論理的思考

スタッフは思わず，看護計画が立っていないのはこの患者に限ったことではないと言いたくなりましたが，少し冷静になり，看護計画に上がっていないからケアをやっていないのか，看護計画を立てるとケアは行われるのか，考えてみました（図 10）.

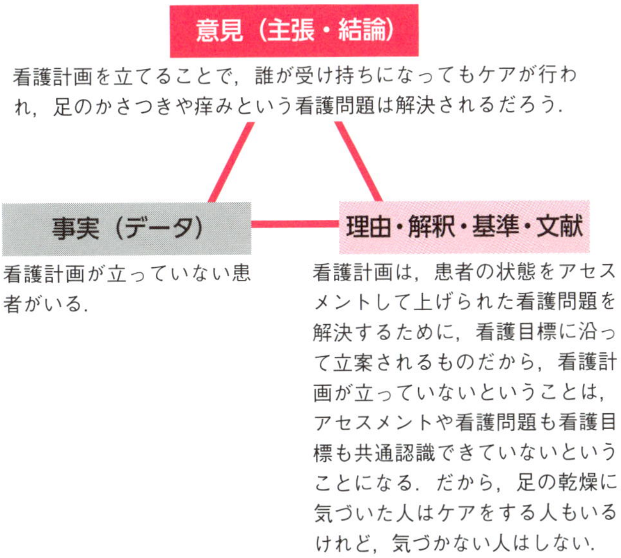

図 10　スタッフの論理的思考の再考

気持ちとしては，忙しいから無理だと言いたいのですが，論理的に考えると看護計画は立てなければならないという結論に至りました.

職場では意外と論理的とはいいがたい会話や議論をしている可能性があります．論理的思考は，プレゼンテーションのキホンです．日頃の会話や議論において論理的思考をするように鍛えていると，プレゼンテーションでも活用しやすくなります.

4　イメージの共有

話し手が伝えたい内容や状況，話し手の気持ちなどがイメージできると，聞き手は話を理解しやすくなります．人は同じ状況にいたとしても表現が完全に一致するということはありませんので，話し手の話というのはイメージ（その人の頭に浮かんだ情景や印象）でもあります．そのイメージを聞き手が受け取り，共有できるようにすることもまたプレゼンテーションのキホンです．

1 全体像の共有

少し話が長い場合は冒頭に「3つの視点でお話します」とか「今日の話のポイントは4つです」のように伝えてくれると，頭が整理しやすくなります（**図11**）．これは話の内容ではなく，話の筋道の共有です．ただし，1つのポイントが長かったり，1つのポイントの中で，いくつかの詳細なポイントの話になったりすると，何番目のポイントの何の話なのか，聞き手が混乱することがあります．PowerPointで示す場合は，聞き手が画面で確認できるようにしておくのも1つの方法です（**図12**）．

今日は体位変換について
3つのポイントをお話し
ます。
ポイントは3つ

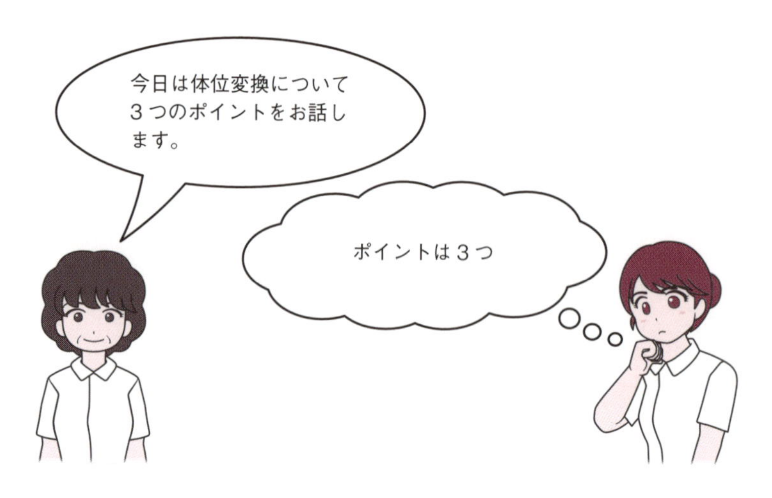

図11　話しの筋道の共有

体位変換のポイント1
〈位置関係〉

（1）患者と看護師

・・・・・

・・・・・

・・・・・

体位変換のポイント1
〈位置関係〉

（2）道具と看護師

・・・・・

・・・・・

・・・・・

図12　話しの筋道の共有をPowerPointで示す場合

2 経験を話す

話し言葉は動詞で成り立ち，論文は名詞で成り立つといわれています．そのため，プレゼンテーションでは動詞を使って表現を工夫します．

・遅刻しないように駅まで走りに走って電車に飛び乗りました．
・遅刻を回避するため駅まで疾走して乗車しました．

前者は動詞の多い表現，後者は名詞の多い表現です．

前者の表現で話されると，汗をかきながらドタバタと足音を立てて走り，ドアが閉まりかけたところに何とか間に合った様子が思い浮かびます．後者は，正しい姿勢で，道行く人が振り返るような速さで，しかも冷静に走っている様子を想像します．

自分の経験を全く同じように伝えることは困難です．表現の仕方によって，聞き手がイメージする状況は，自分が経験した事実とは違うものになります．次は，これまでの中で一番嬉しかった思い出話の例です．

私が今までの中で一番嬉しかったことは，高校２年のときにバレー部が県大会で優勝したことです．今でもあのときの喜びは鮮明に思い出すことができます．毎日毎日みんなで練習に励み，大変でしたが，部活を休む人はいませんでした．先輩後輩の関係もよく，いい仲間でした．学年に関係なく準備や片づけも練習も一緒にやりました．お互いを認め合い，尊重し合っていました．このチームでの優勝は，私たちが頑張った最大のご褒美だと思っていますし，チームで一丸となるという貴重な経験をすることができました．

これを次のように表現したら，どのように伝わるでしょうか．

私が今までの中で一番嬉しかったことは，高校２年のときにバレー部が県大会で優勝したことです．入部した頃は負け続けていて，少し暗い雰囲気でした．それまでコートで試合の練習ができるのは２年生からでしたが，全員が同じメニューで練習するようにして，学年に関係なく一緒に準備や片づけもするようにしました．最初はぎくしゃくしましたが，１人ひとりの能力が高くなっていることに気づきました．そんなチームだったからこそ優勝できたのだと思いますし，優勝の喜びを部員全員で味わうことができました．

前者は，先輩後輩の関係がよかったことやすばらしいチームだったこと，そのチームでつかんだ優勝の喜びはとても大きいものであり，明るいいい思い出であることが伝わってきます．後者は，どん底から出発して，チームになっていくプロセスがあったからこそ優勝の喜びがことさらに大きかったことが伝わってきます．

どちらも事実ですが，話し手が伝えたいことによって，事実そのものが違うように聞こえます．このような違いが生じるのは，話し手の事実の捉え方によるものです．よかった，楽しかったということだけが強く記憶に残っているのか，つらかった思いを伴った喜びの記憶なのか，という違いです．もちろん意図的に表現を変えることもできます．

プレゼンテーションの主導権は話し手にありますので，話の一部を強調したり膨らませたりすることができます．そのため，経験を話すということはあくまでも「自分にとっての経験」であり，事実そのものではない可能性があります．しかし，戦争体験，病気の体験，震災の体験，高齢者の子どもの頃，山奥の暮らし，海外生活，ノーベル賞受賞までの道のり，オリンピックのメダリストの話など，いろいろな人の話に聞き手は想像力をたくましくして聴き入ります．飾り立てた表現ではないほうがかえって話に引き込まれて，楽しさ，喜び，嬉しさ，おもしろさ，おかしさ，興奮，驚き，穏やかさ，大変さ，苦労，悲しみ，怒り，後悔，脱力感，空しさなど，いろいろな感情が自分の中に湧いてきます．

自分の経験を話すということは，聞き手の空白のページを自分の経験からイメージされる同じ映像や色彩で埋めるということです．聞き手が話し手と同じ気持ちを味わっているような気持ちになることが経験を共有したということです．

3 見たことを話す

見たことを伝えるとき，正確な描写を伝える，イメージを伝える，感想を伝える，などいくつかの方法があります．

以下は患者の A さんが怒っていたということを伝えようとしています．

①A さんはニホンザルかベニガオザルのような真っ赤な顔をして，目をつり上げて，隣の患者さんを怒鳴っていました．

②A さんの怒りは，制御が効かなくなったブルドーザーのようで，ガソリン切れになるまで誰も止めることができませんでした．

③A さんがあんなに怒るなんて，本当にびっくりしました．

④普段は物静かな A さんですが，大きな声で，強い口調で隣の患者さんに苦情を言っていました．

①は A さんが顔を赤くするほど興奮状態だったことは伝わってきますが，猿の種類がわからない人には役に立たない情報です．正確に描写をしようとすると，知識がないと理解ができないことがあります．

②は自分が A さんの怒りを止めるすべをもっていなかったことを伝えようとしたようです．制御が効かなくなったブルドーザーという表現から，A さん自身にとっても周囲の人にとっても危険な状況だったのではないかと想像しますが，オーバーに表現している可能性があります．このような比喩よりも，どのように制止しようとしたらどのような反応だったのかを話したほうが伝わります．

③は，A さんが怒っていたということと，それにびっくりしたという話し手の気持ちは伝わりますが，「すごかった」「大変だった」「怖かった」などを繰り返すだけでは状況は共有できません．

④は，普段は物静かという A さんの印象を共有していますので，我

慢できないような何かがあったことが想像され，苦情の内容を聞きたくなります．

このように話の導入となる最初の一言で，聞き手の印象は違ってきます．自分が見たことというのは自分の記憶に残ったことですので主観が入ります．それを理解したうえで，伝えるべき主旨が大きくずれないように意識する必要があります．

4 聞いたことを話す

自分の考えではなく誰かが言っていたことを話すときには，「○○さんがこう言っていた」と表現します．誰が言ったのか記憶が定かでないときには「誰かが言っていたのですが」「誰から聞いたのかは忘れましたが」という言い方をします．誰かから聞いた話というのは，暗に発言の責任は自分にはないということを含んでいます．

> 主任から，A 看護師さんと B 看護師さんのチームを交代するように言われましたので，今日はそのようにお願いします．

このように伝達したときに，理由を問われたり，その必要はないと反対意見を言われたりしても「主任がそう言ったので」と突っぱねることができます．しかし，言われたことをそのまま伝えるだけでは役割を果たしていないと言われかねません．なぜ主任は A さんと B さんのチームを交代するように言ったのか，今日だけなのか継続するのか，伝達された人にはいろいろ疑問が生じます．人が言ったことを伝えるときには，発言者の真意を把握しておく必要があります．

「親から聞いた話」「夫（妻）から聞いた話」「先生が言っていた話」「テレビで聞いた話」など，誰かから聞いた話は情報提供にはなります．しかし，誰かが言っていたことを自分の話の内容に使う場合は，それを自分はどう解釈し，なぜそれを他者に伝えようとしているのか，自分なりの考えをもっている必要があります．人から聞いた話を多用しているとそのうち「あなたはどう思っているの」と聞かれてしまいます．

5 物語を話す

「赤ずきんちゃん」という物語を知っている人は多いと思います．グリム童話（ドイツ）やペロー童話（フランス）に掲載されています．本によって少しずつ内容が異なりますが，

> いつもおばあさんからもらった赤ずきんをしているので，みんなから「赤ずきんちゃん」と呼ばれているかわいい女の子がいました．お母さんは赤ずきんに，森の奥に住んでいる病気のおばあさんに食

べ物を届けるようにお使いを頼みました．そして，道草をしないように言いました．

森の中で赤ずきんを見かけた狼は，「おいしそうな子どもだ．食べてしまおう」と考えました．狼が赤ずきんにどこに行くのか尋ねると，病気のおばあさんのところに行くと言いました．狼におばあさんの家の場所を聞かれて，森の奥だと教えました．狼に「森の中の花を見たり，鳥の声を聞いたりしたら」と言われて，おばあさんに花を摘んで行くことにしました．その間に狼は先回りして，おばあさんを丸のみしてしまいました．そして，おばあさんの服を着て，おばあさんの頭巾をかぶってベッドに横になりました．

おばあさんの家に着いた赤ずきんは，ベッドに寝ているのが狼とも気づかずに，おばあさんの大きな目，大きな耳，大きな手，大きな口に驚いているうちに，狼に食べられてしまいました．おばあさんと赤ずきんを食べて満腹になった狼は眠ってしまいました．

たまたま通りかかった猟師が家の中をのぞくと，大きなお腹をした狼がいびきをかいてベッドで眠っているのを見つけました．猟師がハサミで狼のお腹を切り開くと，赤ずきんとおばあさんが出てきました．みんなで狼のお腹に石を詰め込み，お腹を縫い合わせました．目を覚ました狼は喉が渇いたので，お腹をかかえながら川に行きました．狼は水を飲もうとしてかがんだ拍子に石の重みでバランスを崩して，川に落ちて死んでしまいました．猟師は狼の皮を持って帰りました．

家に帰った赤ずきんは，それ以降はお使いを頼まれたときに寄り道はしなくなり，お母さんの言いつけを守るよい子になりました．

だいたい上記のようなお話です．

「この物語が意味することについて，あなたの考えを2分程度で話してください」という課題が出されたとします．1分程度で話せる文字数は300字程度です．

この課題は，物語の内容を要約し，作者の主張を伝えるということではなく，自分自身が物語をどのように理解したかを問うています．そのため，自分なりに物語の構造を見極め，再構成する必要があります．そのうえで，自分なりの視点を加えて，そういう見方もあるのかと，聞き手に興味と共感をもたせるような内容が求められています．

そこで，物語の登場人物である「赤ずきん」「狼」「おばあさん」「猟師」の出会いや行動は偶然だったのか必然だったのかという視点で見てみることにします（**表2**）．偶然とは「思いがけないようす．ふと．たまたま」であり，必然とは「そうなることが決まっていること」です(三省堂国語辞典第七版)．おばあさんにとっては，狼に家を知られ，狼に食べられてしまったのは，赤ずきんのおしゃべりのせいであり，偶然

表2　赤ずきんの物語のそれぞれの立場における偶然と必然

赤ずきん	狼	おばあさん	猟師
赤ずきんがお母さんに森の奥に住むおばあさんへのお使いを頼まれる	獲物を探している	風邪で寝ている	森の中を歩いている
↓	↓	｜	｜
森で狼に出会う	赤ずきんを見かける	｜	｜
↓	↓	｜	｜
おばあさんの家に行くことを教える	どこに行くのか尋ねる	｜	｜
↓	↓	↓	｜
おばあさんの家の場所を教える	おばあさんの家の場所を尋ねる	狼に家を知られる	｜
↓	↓	｜	｜
森で花を摘み，道草をする	おばあさんの家に先回りする	｜	｜
｜	↓	↓	｜
｜	おばあさんを食べる	狼に食べられてしまう	｜
↓	↓	｜	｜
おばあさんの家に到着，狼に近づく	ベッドに寝ている	｜	｜
↓	↓	｜	｜
狼に食べられてしまう	赤ずきんを食べる	｜	｜
｜	↓	｜	｜
｜	眠る	｜	｜
｜	↓	｜	｜
｜	猟師に見つけられる	｜	おばあさんの家で狼が寝ているのを見つける
↓	↓	↓	↓
狼のお腹から救出される	お腹を切り開かれる	狼のお腹から救出される	狼のお腹を切り開く
↓	↓	↓	↓
狼のお腹に石を詰めて縫う	お腹に石を詰めて縫われる	狼のお腹に石を詰めて縫う	狼のお腹に石を詰めて縫う
↓	↓	↓	↓
お母さんの言いつけを守る良い子になる	川に水を飲みに行き，川に落ちて死ぬ	元気になる	狼の皮を持って帰る

必然　偶然

の出来事です．赤ずきんはまだ子どもで，悪気は全くなかったでしょうから，赤ずきんにとっても狼と出会ったあとの展開は偶然だったとしかいいようがありません．一方，狼の立場で考えると，赤ずきんに出会ったことは偶然でしたが，それ以降は赤ずきんを食べるために狼が意図したことですので必然です．ただ，狼にとっての不幸は偶然，猟師が通りかかったことだったと解釈しました．つまり，「赤ずきんちゃん」は狼が作り出した必然の流れに偶然巻き込まれた人たちの物語です．言い換えると，人生はある人にとっての偶然とある人の必然によって成り立っているのです．また，偶然のあとには必然が，必然のあとには偶然が起こることも示唆しています．この偶然と必然の関係から，物語が意味するところを次のようにまとめてみました．こんな見方もあるのかと思っていただけたでしょうか．

赤ずきんちゃんの物語は，お母さんにおばあさんの家に行くようにお使いを頼まれた赤ずきんが森で狼に出会い，道草をしたためにおばあさんともども食べられてしまうが，たまたま通りがかった猟師に助けられて，その後は言いつけを守るよい子になったというお話です．赤ずきんちゃんは一見しつけの話のように思われますが，実は偶然と必然が裏のテーマになっており，狼が作り出した必然の流れに偶然巻き込まれた人たちの物語なのです．

赤ずきんは偶然，狼に出会いました．狼におばあさんの家を教えたり，花を摘んだりしたことは，赤ずきんにとっては偶然の行動です．そんなこととは知らないおばあさんが狼に食べられてしまったことや，赤ずきんが食べられてしまったことも，本人たちにとっては偶然の出来事です．一方，狼にとっては赤ずきんに会ったことは偶然でしたが，そのあとの行動は赤ずきんを食べるための必然でした．しかし，狼は偶然通りかかった猟師に見つかったため，命を落とすことになります．狼にとっては不幸な偶然としかいいようがありません．

この物語は，人生には思い通りにならない必然や理不尽な偶然もあれば，幸運な偶然もあるということを教えてくれています．人生はある人にとっての偶然とある人の必然によって成り立っていることといえます．誰かの必然は誰かの偶然なのかもしれません．また，偶然のあとには必然が，必然のあとには偶然が起こることも示されているのです．(602字)

物語を話すということは，誰かの価値観を自分なりに解釈して，別の人に話すことに似ています．できるだけそのまま伝えようとする伝達とは異なる伝え方です．

担当している患者がどんな人なのか，どんな人生を歩んできたのか，他者に伝えようとするときも同じです．事例をもとに参加者自身がアセスメントするような研修では，事実だけを伝えますが，自分なりのアセスメントも伝える場面では，事実を組み立て直して，何らかの視点から伝えたほうが理解しやすくなることもあります．

90代でがんの治療のため入院中の女性が主治医に不信感をもっています．このような状況になった原因として，

主治医が多忙を理由に病状や治療方針を丁寧に説明していない，現在の主治医はセカンドオピニオンで出会った医師である，本人は治療を望んでいる，30年前に息子を医療ミスで亡くしている，20年前にがんで夫を亡くしたが治療に納得できなかった．

などが考えられます．これ以外に周辺的な情報として，

患者は大学を卒業している，会社を経営しており経済的な問題はない（現在も会社の役員をしている），息子家族と同居している，読書家でいろいろな分野の本を読んでいる，姪が医師である，戦争で両親・兄妹を亡くしている，ほぼ毎日誰かが面会に来る，社員が面会に来たときは仕事の相談をしていることもある，病室でパソコンを使って仕事をすることもある，個室に入っている，威張ったり声を荒げたりすることはない，感情をあらわにするような態度はとらず穏やか，話好きで看護師に自身のいろいろな経験を話してくれる，看護師のちょっとした行動や見慣れない小さな物品について説明を求める．

などもあげられます．
上段の情報だけが提示された場合には，

家族を亡くした過去の経験により，もともと医療を全面的に信じることができない．今回，自身の病気に対して最初の主治医の診断に納得できなかったが，現在の主治医に望みを託して治療を受けることにした．しかし，医師の説明不足に対する不満が不信に転じたのではないか．

情報を聞いた人はこのように考えるかもしれません．これに下段の情報を追加すると，この患者の違う様子が見えてきます．しかし，情報は重なり合って患者を表していますので，何と何が関係し合っているのか，いろいろな解釈が可能です．その解釈がアセスメントです．情報が多い場合は，情報だけを列挙するのではなく，自分はどのように患者を

捉えたかを整理して伝えるほうが聞き手は理解しやすくなります.

先ほどの赤ずきんのように，この人を表す視点を考えます．例えば，「命への価値観」と「知的好奇心」で説明してみます.

「命への価値観」から考えると，患者は戦争や医療ミスで家族を亡くした経験があり，命の重みを感じている．家族や会社との関係は良好で，自身の存在価値を実感していることからも，可能な限りの治療を受けることを希望している.

一方,「知的好奇心」から考えると，大学を卒業しており，現在もパソコンでの仕事や読書をしていることから，知的レベルの高さは維持されている．看護師の行動や小さな物品に興味をもつ様子からも，何事も自身で理解し判断しながら受け入れることが身についている.

感情的になることが少ない理性的な人柄であることから，医師から病状や治療について詳しく説明し，本人の疑問に答えて知的理解が満たされ納得できれば医療不信は解消される可能性が高いと考えられる.

患者の人生について，本当のところは本人に確認してみないとわかりません．しかし，あまり意識していないかもしれませんが，看護師は患者がどういう人かをアセスメントしています．感覚的ではなく，言葉で説明することがプレゼンテーションです．違っていたら修正するという姿勢で，間違っているかもしれないことを恐れず，患者の人生の物語を言葉で表現してみてください.

5 視覚からの情報伝達

図・表，写真，アニメーション機能を使って視覚からの情報伝達を行うことにより，言葉による情報を補うことができます．研修での講義や研究発表などをするときには，理解したり，興味をもったり，説得力を高めたりするために，PowerPoint を使うことが多くなっています．視覚からの情報は格段にわかりやすさを増すことができます.

視覚からの情報伝達を行う場合は，情報を詰め込みすぎないように資料を単純化し，大切なところは繰り返し，視線が戻るように促します．しかし，見ればわかることを丁寧に説明しすぎると，あら探しを始めたり退屈したりする人が出るかもしれません.

視覚からの情報伝達の具体的な方法については Chapter 4 をご参照ください.

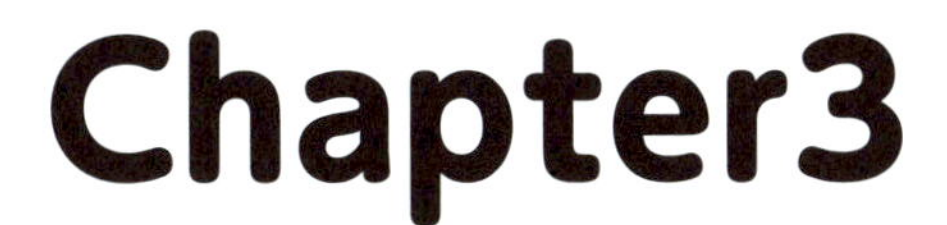

人前で上手に話すためのコツ

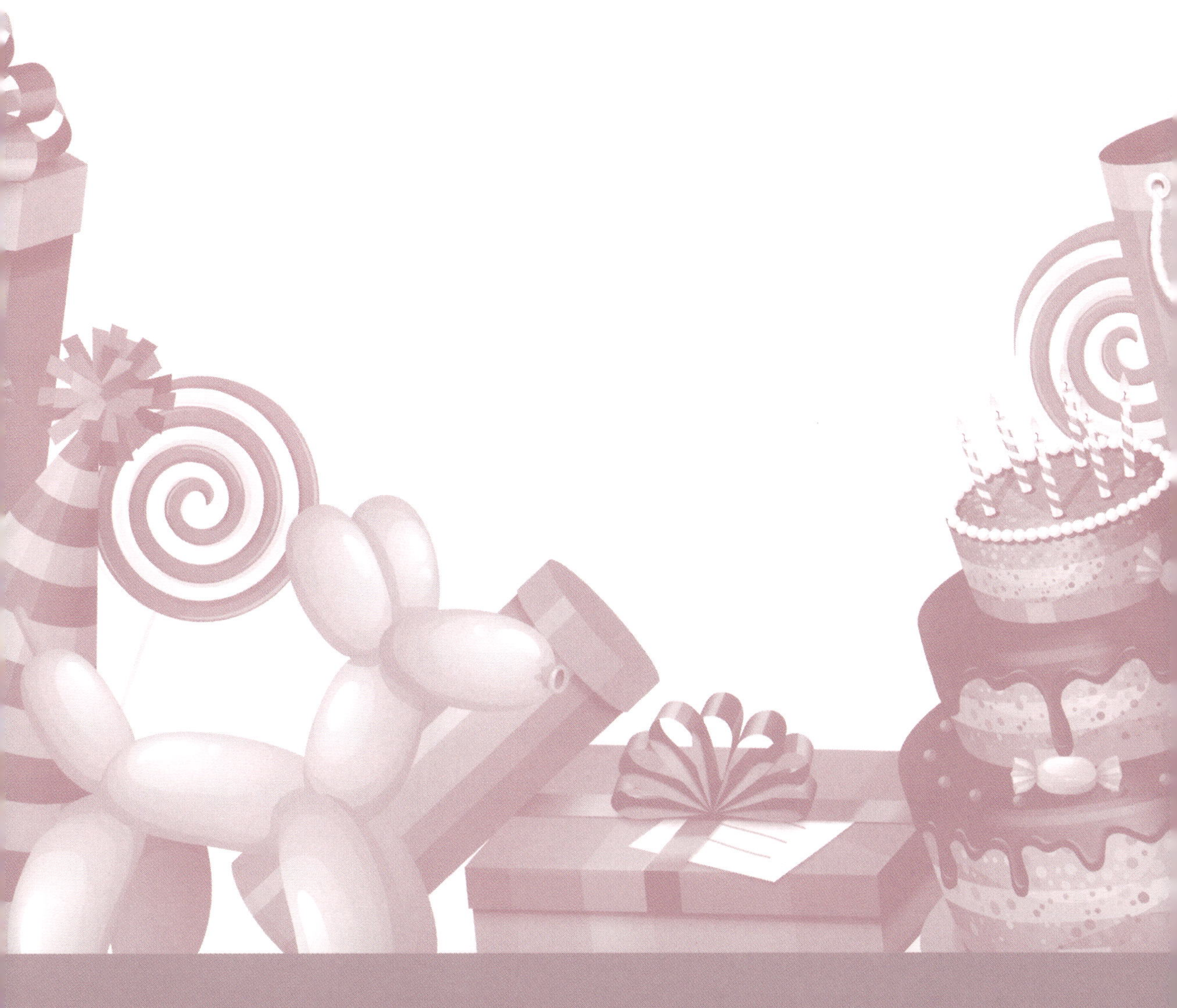

身振り手振りや顔の表情を使ったパフォーマンスが上手な人は，そこにいるだけで聞き手を自分に惹きつけることができますが，一般的なプレゼンテーションは，「話の内容」で聞き手を惹きつけ，さらに「自分自身」に惹きつけることができれば大成功です．話に引き込まれることと，話している人に引き込まれることは相乗効果をもたらします．

人前で話すことが好きか嫌いか，得意か苦手かは別にして，ここでは人前で上手に話すためのコツとして，話の内容によって聞き手と自分を結びつける方法について解説します．

1　自己紹介

自己紹介は誰でも経験のある，最も身近なプレゼンテーションです．学校に入学したとき，クラス替えをしたとき，就職したとき，研修のときなど，何回も自己紹介をしてきたと思います．性格や趣味，好きな食べ物，好きな場所，好きな言葉，過去の経験，将来の夢など，いろいろなことを話したのではないでしょうか．自己紹介は，これから一緒に学んだり仕事をしたりする人たちに対して自分がどんな人間であるかを伝えて，自分のほうから親しくなろうという態度を示す最初の一歩であり，初めて会った人たちとの最初のコミュニケーションです．うまいと感じる自己紹介は，その人の個性が伝わってくる場合が多いようです．

うまいと感じる自己紹介には3つの要因があります．1つは聞き取りやすい声の大きさや抑揚，みんなに目線を合わせて話しかけるような話し方など，好感度の高い態度です．2つ目は興味・関心がもてるような話の内容です．3つ目は，好感度とは関係なくその人のプレゼンテーションの態度から伝わってくる個性に興味・関心がもてるような場合です．何度も汗を拭いている様子から恥ずかしがり屋なのかなと思ったり，穏やかな表情から優しそうな人だと思ったり，引き締まった体つきを見て何かスポーツをやっているのだろうかと想像したりします．ただ，汗っかきな体質や顔立ち，体型などは自身ですぐに調整できませんので，自然に得をしているタイプの人はいるかもしれません．

ここでは2つ目の興味・関心がもてるような話の内容について考えてみます．与えられた時間にもよりますが，お勧めは真面目な内容とプライベートな内容を1つずつ入れることです．

例えば新人看護師として職場に配属されて自己紹介をする場合は，忙しい勤務中ですので「一言挨拶してください」と言われます．与えられる時間はせいぜい10～15秒程度です．以下は例ですが，氏名や「よろしくお願いします」は省略しています．

①一生懸命仕事を覚えて，早く一人前になれるように頑張ります．

②私は，看護問題の正確な明確化は看護師が患者の問題を解決するための手段を選ぶ際の決め手となるというアブデラの考え方を大事にしながら看護を実践したいと思います．

③私の趣味はおいしいものを食べることなので，食べ物の話題を通して，患者さんを知るように努めたいと思います．

④私は子どもがどのように成長するのかを見たくて小児科を希望しました．子どもを抱いたり背負ったりする体力作りのため，家から５キロ歩いて通勤しています．

①は可もなく不可もなくというありきたりな挨拶です．一生懸命さは伝わりますが，話している人の個性は見えてきませんので，おもしろみがありません．

②は堅苦しく，意味が伝わりにくい感じがします．アブデラを勉強して共感したことは伝わりますが，話している人の考えは含まれていませんので，あなたに対して興味をもってもらえません．

③は自分の趣味はおいしいものを食べることであるというプライベートなことを交えながら，患者に向かい合おうとする自分なりの姿勢を伝えており，共感を得やすい内容です．

④は希望して小児科に来たという希望に満ちた思いとともに，仕事のために体力作りの努力をしているという事実から，明るさやたくましさが伝わり，好感がもてます．

③や④のように，プライベートな一面つまり意外な一面を１つ入れることによって，聞き手は話し手に興味をもつことができます．また，印象に残ります（**図１**）．

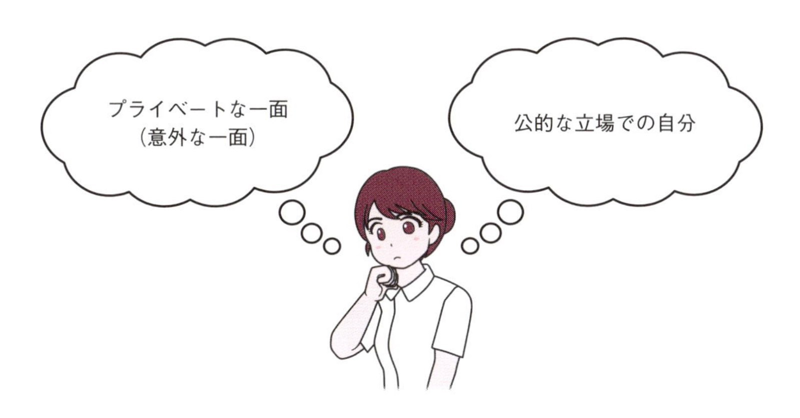

図１　プライベートな一面を入れてみる

自身の特徴を明確に伝えたほうが，聞き手はあなたに親しみを感じたり，自分との違いをおもしろいと感じたりします．例えば，「私の職場は先輩スタッフが多いので，自分から積極的にコミュニケーションをとるようにしています」と抽象的に表現するよりも，「私の職場は先輩スタッフが多いので，先輩がいやな顔をしてもついて行ってケアを見せてもらったり，休憩室で質問攻めにしたりして，しつこい後輩といわれています」のほうが，どんなふうにコミュニケーションをとっているのか様子が伝わってきます．

知っている人同士であっても改めて自己紹介すると，新鮮なことがあります．それは普段の会話ではあまり自分自身について話していないからなのかもしれません．

「1年後の自分の姿と，居心地のいい場所について話してください」のように企画者があらかじめ話す内容を決めて自己紹介してもらうという方法もあります．考える時間を少し与え，紙に書いてもらうと，人前で話すことが苦手な人も落ち着いて話すことができます．

「あなたを事務用品や文房具に例えると何ですか」のように，自分自身を別の物に置き換えて表現することを求めることにより，かえって自己概念が伝わりやすいということもあります．「私を事務用品に例えると，中古のパソコンです．いろいろなことはできるのですが，処理能力がちょっと遅くて，あまり有能な人に使われるとたまに故障します」と聞くと，仕事は比較的器用にこなすけれど，急かされるのは少し苦手というイメージが伝わるのではないでしょうか．

2 「私の大切な物」を紹介

研修や授業で，「私の大切な物」というテーマで話をしてもらうことがあります．これも自己紹介の一部のようなものであり，意外な一面が伝わります．当日，大切な物を持参してもらい，実物を見せながら紹介してもらいます．生き物，大きな物，高額な物などの場合は写真を撮ってきてもらいます．そして，その物にまつわるエピソードを話してもらいます．

「これは小学生のときに祖母にもらった手作りのお財布で…」「これは初めてアルバイトでもらったお給料で買ったTシャツで…」「これは中学生のときから使っている筆箱で…」「これは私が大ファンの××のイベントに行ったときに××が投げたボールが私に当たって，隣の人と奪い合った末にもらった…」「これは受験のときに母がくれた手紙で…」「これは私のへその緒なのですが…」「これはうちで飼っていた犬の写真なのですが…」など，さまざまな物が紹介されます．エピソードを聴くと，なぜ大切だと思っているのかが伝わってきます．だらだらと話しているようであっても，意外と気になりません．論理的な話にはストーリーが必要ですが（Chapter 2，10頁参照），あまり堅苦しく意識しなくても，大切な物についての話は，その物を手にしたときからともに過ごしてきた時間の経過がその人の人生のストーリーとして語られ，その人自身の変化や豊かな感情が聞き手に伝わってきます．その人の意外な一面を新鮮に感じるので，惹きつけられるのかもしれません．

私の大切な物は，小学生のときの同級生からもらった，この鉛筆です．小学３年生のときに田舎から都心の学校に転校した私は，なかなかクラスメートに打ち解けることができませんでした．漫画を描くのが好きだったので，休み時間に１人で絵を描いていると，「私にも絵を描いて」と言って自分のノートとその鉛筆を持って，私の机に来てくれた人がいました．その人は私が女の子の絵を描いている間中，前の席に座ってじっと見ていました．描き終ってノートを渡すと，目を見開いて，嬉しそうな顔をして「また描いてね」と言いました．そのときのことは今も思い出すことができます．それから，私が漫画を描いていると，ほかの人も見に来るようになり，たくさんの人のノートに絵を描きました．最初に声をかけてくれた人のおかげで，クラスの中に入ることができました．その人は，小学校を卒業するときに，いつも絵を描いてと持ってきた鉛筆を私にくれました．高校受験のときも，看護学校の受験のときも，国家試験の受験のときも，この鉛筆を持って行って，この鉛筆で名前を書きました．今でもお守りとしていつもペンケースに入っています．

その人とは小学校５年のクラス替えで別のクラスになってからも仲良くしていて，今でも親友です．お互いに就職したので頻繁には会えなくなりましたが，半年に１回くらいは会っています．そんなわけで，これは２人をつなぐ思い出の鉛筆です．

この話を聴きながら，小学生３年生だったときに一人ぼっちだった寂しさ，絵を描いてと言われたときのちょっとした戸惑い，描いた絵を受け取って嬉しそうな顔をした友だちの様子，それを見て嬉しくなったその人の気持ち，そのあとほかのクラスメートに囲まれてちょっと照れている様子，みんなに打ち解けることができて居心地がよくなった学校生活，友だちへの感謝の気持ち，過去の自分への思いなど，いろいろなことに想像を巡らせることができます．大切な物を巡るストーリーが「見えた」ということです．

論理的に話すためのストーリーが何なのかわからなくなったときは，大切な物について紹介するときのように，何かを中心に横断的に，かつ縦断的に話すストーリーを形づくる方法を思い出してみてください（図2）．

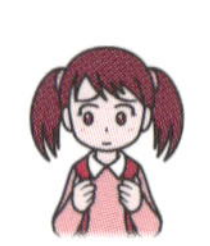
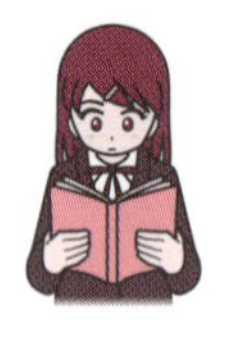
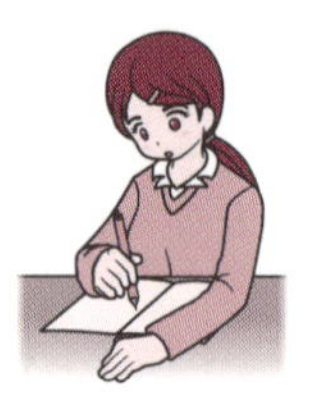
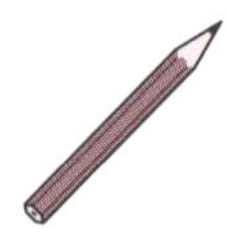

図2　ストーリーを形づくる

3　面接試験での自己PR

看護師として病院・診療所，施設，企業などで働くために，面接試験を受けて，自己PRをした人は多いと思います．PRとはPublic Relationsであり，公衆との関係，社会の人々といい関係を築くという意味ですので，自己紹介と同義です．自己紹介では仲間として受け入れてもらいやすくなるように自身について伝えますが，面接試験での自己PRは面接官に自分自身を売り込む絶好の機会であり，採用したくなるように自身について伝えるという意味合いが強くなります．多くは絵や写真を使わない，口頭でのプレゼンテーション力が試され，面接の最後に「1分間で自己PRをどうぞ」と言われることもあります．

●自己PR

私の強みは努力を惜しまないことです．私は読書が苦手で高校卒業まで1冊の本を全部読んだことは2回しかないのですが，看護師になるためにはさまざまな知識が必要だと思い，看護以外の分野も含めて，看護学校の3年間に500冊以上の本を読みました．おかげで頭でっかちになりましたので，看護師になりましたら先輩がたの実践の姿に学びながら，知識を行動にできるように努めたいと思っています．一方，私の欠点は，夢中になると時間を忘れてしまうことです．実習の看護計画の参考にしようと読み始めた本に熱中して，朝になってしまったことがあります．看護師になりましたら，患者さんへのケアに一所懸命になりすぎて勤務時間をオーバーしないように気をつけます．

ここでは「強み」→「強みの例」→「欠点」→「欠点の例」という流

れで自己PRしています．強みを言いながら，「読書が苦手」という欠点をネタにしていますので，欠点を克服する努力をしたことが伝わってきます．また，「頭でっかち」を看護実践につなげたいという展開もまた欠点の克服につながり，好感度が上がります．欠点として示した「患者さんへのケアに一所懸命になりすぎるかもしれない」ということは，チームで働くうえでは心配ではありますが，新人看護師らしい熱意は好感度が上がりますので，面接官は欠点というよりも利点として受け取ると思われます．

これは自己PRで用いたい伝え方です．ただし，「私は頑張りすぎるので危なっかしいと人から言われるところが欠点です」ではマイナスが強すぎて，常識はずれな頑張り方を想像してしまうかもしれませんし，「私の欠点は1つのことに熱中するところで，学校の先生たちから，夢中になれるのも能力と言われています」では自慢に聞こえてしまいます．

自己PRの表現の仕方はいろいろありますが，「自分の売り（いいところや経験）」を端的に表現することと「具体的な事実」は必須の内容です．以下に事実をもとに自己PRを伝える冒頭の例を示します．

- 私が看護師になろうと思ったきっかけは，祖母の病気でした．私が中学3年のときに…
- 看護師になるために，学生時代に努力したことは，自分から人に声をかけることです．例えば…
- 看護師の仕事の魅力は，人の変化を支え，実感できることだと思います．2年生の実習のときに…

自己PRは自己紹介以上に自分自身をどのように捉えているかが問われます．つまり自己評価です．人からどう言われるかという他者評価ばかり話すと，面接官は「あなたは自分がどのような人間だと思っていますか」と聞きたくなってしまいます．会話でも文章でもそうですが，「××はこう言っている」という内容だけだと，「それであなたの考えは」と聞きたくなります．

自分の考えを伝えることで自己PRする場合の話し始めの例を以下に示します．先に自己PRしたいことを述べて，それを補足する説明をつけ加えることにより，あなたの考えが伝わりやすくなります．

- 私がこちらの病院に就職しましたら，3年後に病棟でリーダーシップを発揮することを目標にして看護の専門性を高め，多職種と協働して質の高いケアを患者に提供するように努力します．私が考えるリーダーシップは…
- 私は先輩，同僚など看護師同士のチームワークを大事にしていきます．私は看護の仕事とは…

4　患者・家族への説明

6，7年前にインターネットである記事を読み，プレゼンテーションとはこういうものだと知ったことがあります．その記事は，某通信販売会社の当時の社長のメッセージの伝え方について評したものでした．

> モノを使うことの楽しさを言葉巧みに訴えかける．
> 「デジカメも600万画素になったらね，こんなに大きく引き伸ばせるんですよ．毎月1枚，こういう大きな写真を1枚作ったらね，1年に12枚．これをお子さんに残してあげたらね，たいへんな宝物になりますよ」
> メッセージは，一貫している．商品の機能やテクノロジーそのものではなく，その商品をどう使えば生活が豊かになるのかを，語り続けているのだ．
> （この記事が掲載されていた日経BP社のインターネットのサイトは，現在は削除されています）

解説にあるように，確かに商品の細かい機能やテクノロジー（科学技術）のすばらしさを説明されてもピンときませんが，こんなふうに使うと未来はこうなるという話は，自分だったら山の写真を撮って，山小屋でお世話になっている人たちにプレゼントしたいとか，親戚が集まったときに写真を撮って，目の悪いおじさんにも見えるような大きなアルバムを作ろう，など趣味や身近な人を思い浮かべながら，自分なりの使い方を想像することができます．これもイメージの共有（**図3**）です（Chapter 2，15頁参照）．たとえプレゼンテーションの例が自分の状況に合わなくても，例をもとに自分の姿を想像できるのであれば，話し手

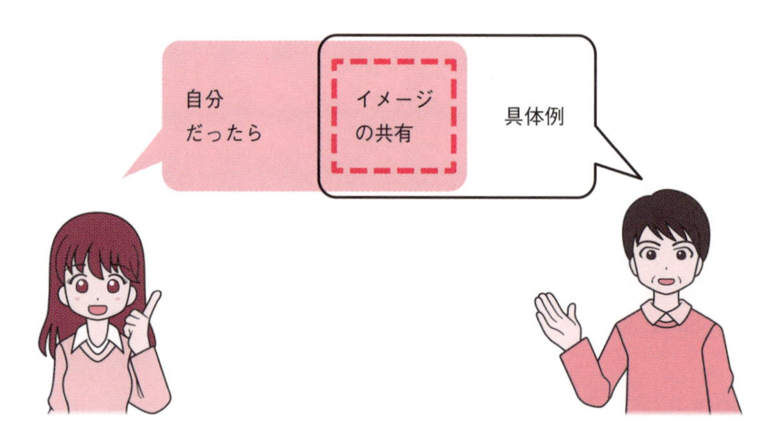

図3　イメージの共有

と聞き手のイメージが共有できたといえます．そして，聴衆が買うという行動をとれば，プレゼンテーションは成功です．

モノを売ることを仕事としているのだから，モノを売るためのプレゼンテーションが上手なのは当たり前なのかもしれません．それならば，看護師は看護を仕事としているのだから，患者や家族がぜひそうしようと心から思い，行動するような説明をするのが当たり前です．

患者や家族に退院指導するときに，パンフレットを使って視覚にも訴えながら，あれはダメ，これをしなければいけない，なぜならばこうだからと注意事項やその理由を説明することが多いのではないでしょうか．一方的な説明に，患者や家族はわかったような返事はするものの，覚えきれなかったり，理解しきれなかったりして，家に帰ったら何もしないかもしれません．

誤嚥性肺炎を起こした患者Bさん（男性，72歳）は，1日1回朝しか歯磨きの習慣がありません．退院を前に，Bさんが誤嚥性肺炎を繰り返さないように，毎食後歯磨きをするように，妻にも同席してもらって，指導をする予定です．

S看護師は下記のような説明を考えました．

今回Bさんは，ご自身でも気がつかないうちに誤嚥をして，口の中の食べ物や雑菌が肺に入って誤嚥性肺炎を起こしたという説明を主治医がしていましたよね．食事だけではなく唾液の誤嚥も肺炎を起こす可能性があります．口の中には雑菌がたくさんいて，唾液と一緒に肺に入ってしまいますので，口の中をきれいにしておく必要があります．Bさんはご自分の歯ですよね．今まで歯磨きは1日1回朝だけされていたそうですが，これからは昼と夜も食後にしてほしいのですが，できそうですか．寝ている間も知らないうちに唾液を誤嚥するかもしれませんので，夜は必ず歯磨きをしてください．奥さんもBさんが歯磨きをするように声をかけてください．

このように説明されたら，Bさんと妻は，おそらく「はい，わかりました」と言うでしょう．1日3回歯磨きをすればいいということは理解してくれると思います．しかし，よく考えると，この指導では大雑把すぎるようです．昼と夜は食後に歯磨きをするように説明していますが，Bさんが習慣としている朝の歯磨きは食後に行っているのか起きてすぐに行っているのか把握していないため，もしBさんが朝起きてすぐに歯磨きをして1日をさわやかに始めることを習慣としていたら，朝の歯磨きの習慣は変えないかもしれません．また，歯磨きの仕方について何も説明していませんので，これでは歯磨きのイメージが共有されたとはいえないことにS看護師は気づきました．

そこで，S看護師は，歯磨き粉をつけたほうがいいのか，ブラッシングだけでいいのか，何分くらいすればいいのか，どういう歯ブラシを使えばいいのか，どんなふうに歯磨きをすればいいのか，具体的なことも説明したほうがいいだろうかと考えました（**図4**）．誤嚥性肺炎を予防するために，口の体操や呼吸法，栄養の話も入れたいと思いました．しかし，説明することが多くなるとBさんも家族も覚えきれないかもしれませんし，パンフレットを渡したとしても，実行できるかどうかはわかりません．

1日3回歯磨きをすればいい
誤嚥性肺炎を予防
歯磨き粉？ ブラッシングだけ？
何分？ 歯ブラシの種類は？
どんなふうに歯磨き？
口の体操，呼吸法，栄養の話も…

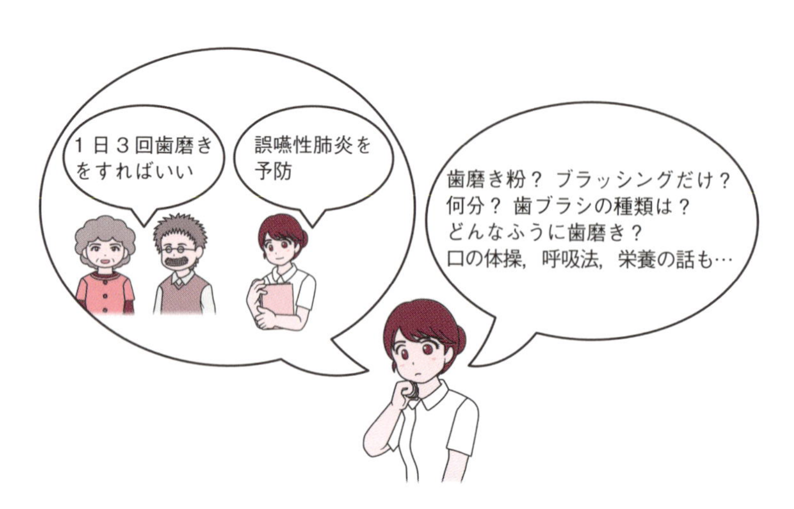

図4　S看護師の考えたこと

このときS看護師が考えていた論理的思考の要素（Chapter 2，10頁参照）の内容は，**図5**のようなものでした．

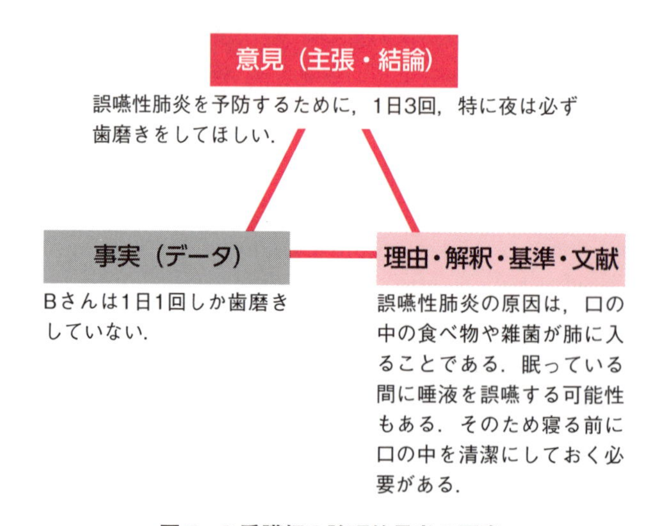

図5　S看護師の論理的思考の要素

そこでS看護師は，もう一度，指導場面でBさんや奥さんと共有したいと思っているイメージは何かを考えました．「Bさんが歯磨きを1日3回すること」「誤嚥性肺炎の再発を予防すること」もそうですが，それらは「Bさんが元気に楽しく過ごす」ためにすることであり，Bさんが元気に楽しく過ごすことができれば誤嚥性肺炎は再発の危険性は低くなるということです．このように考えたのは，改めてBさんの入院前の生活状況について情報を見てみると，Bさんは会社員として人生の大半を過ごし，60代後半に退職したあとはあまり外出をせず，身体を動かすこともせず，奥さん以外とは他人と交流せず，奥さんとさえあまり話さず，1日中テレビを見て過ごす引きこもりがちな生活をしていることがわかったからです．入院時問診票には食欲がなく，年々痩せて，足が弱ってきたことが記録されており，このままでは誤嚥性肺炎を再発するだけではなく転倒や認知症発症の危険もあると思いました．そのため，歯磨きの回数を増やすことを目標にするのではなく，Bさん自身にこれからの過ごし方を考えてもらうことを目標に，Bさんと奥さんに話をしてみようと思いました．

S看護師は，自分が伝えようとしていることを忘れないように，説明には図を使って紙芝居のように少しずつ追加していくことにしました（絵が得意な人は絵を使うのもいいでしょう）．

S看護師の論理的思考の要素は**図6**のように変化していました．

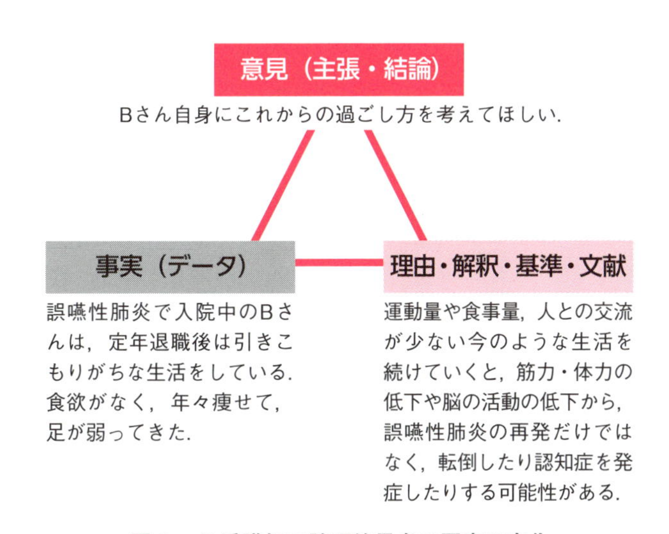

図6　S看護師の論理的思考の要素の変化

今日は退院に向けて，「Bさんが今後も活き活きと過ごすためのお勧め行動」についてお話したいと思います．内容は4つあります．1つは「しっかり食事を摂ることの勧め」，2つ目は「身体を動かすことの勧め」，3つ目は「人と話をすることの勧め」，4つ目は「口の中をきれいにすることの勧め」です（**図7**）．

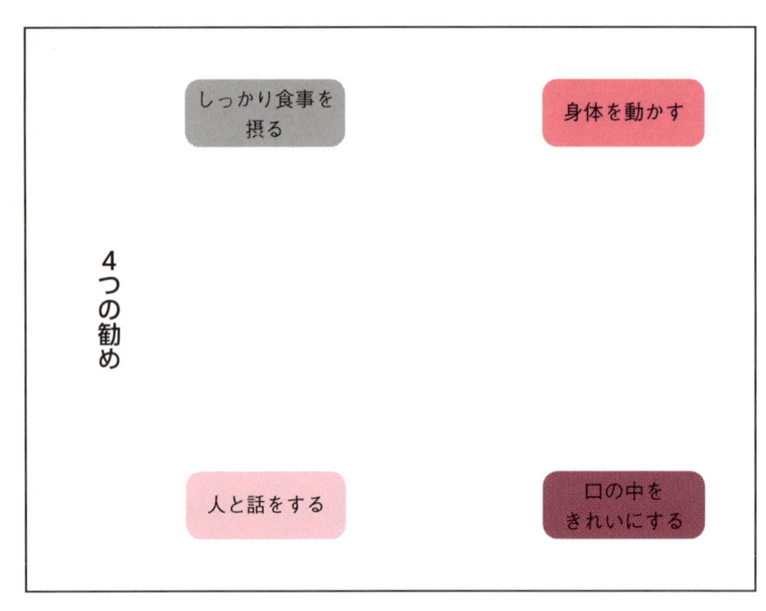

図7　Bさんへの4つの勧め

1つ目の「しっかり食事を摂ることの勧め」からお話します．元気に過ごすためになくてはならないものは食事です．筋力や体力が落ちると，誤嚥性肺炎を起こしやすくなると言われていますので，栄養をしっかり摂ることで筋力や体力が維持されて，誤嚥性肺炎を予防することができます（**図8**）．

2つ目は「身体を動かすことの勧め」です．身体を動かすとどうなり

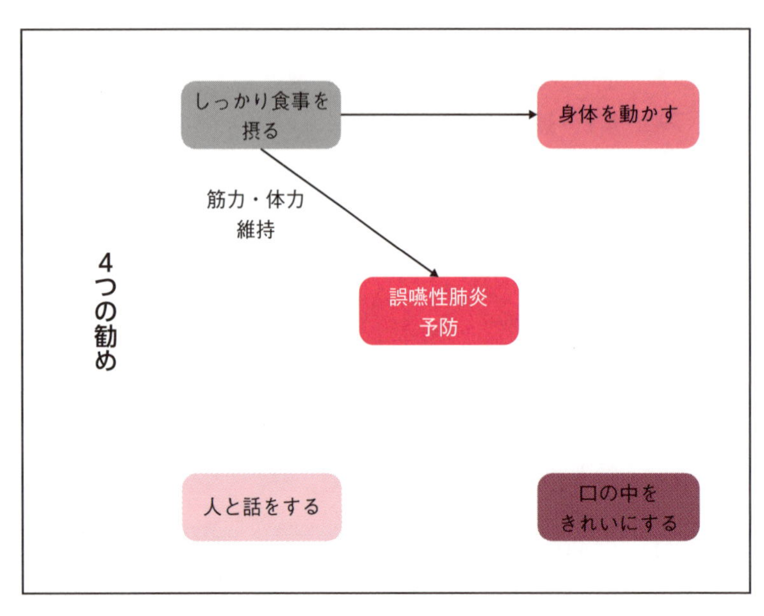

図8　①しっかり食事を摂ることの勧め

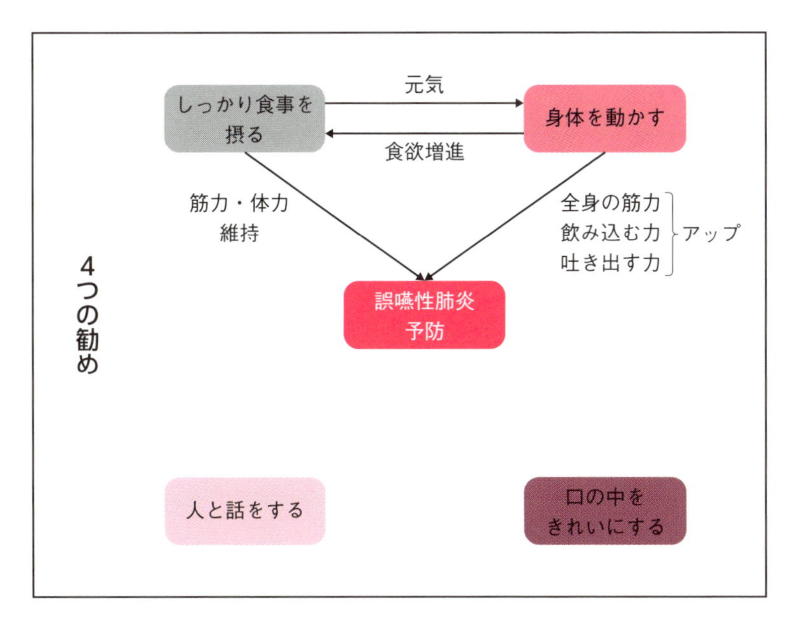

図 9　②身体を動かすことの勧め

ますか．そうです．お腹が空きますよね．食欲が出て食事がおいしく食べられます．また，身体を動かすことによって全身の筋力や飲み込む力，吐き出す力が強くなります．実は誤嚥性肺炎は飲み込む力や，気管に食べ物が入ったときに吐き出す力が弱くなって起こるといわれていますので，身体を動かすことも誤嚥性肺炎の予防になります（**図 9**）．

3つ目は「人と話をすることの勧め」です．話をするということは声を出しますよね．声を出すときには舌を動かしたり，口を動かしたり，飲み込むときに使う筋肉を使ったりしますので，飲み込む力が強くなります．笑ったり大きな声を出したりすると，大きな呼吸をして呼吸の筋肉を使いますので，誤嚥したときに吐き出す力が強くなります．人と話をするために立ったり歩いたり座ったりすると思いますので，それらの姿勢をとることによって，全身の筋力アップにもつながります．そうです．人と話すことは，身体を動かすことと同じ効果が期待できるのです（**図 10**）．

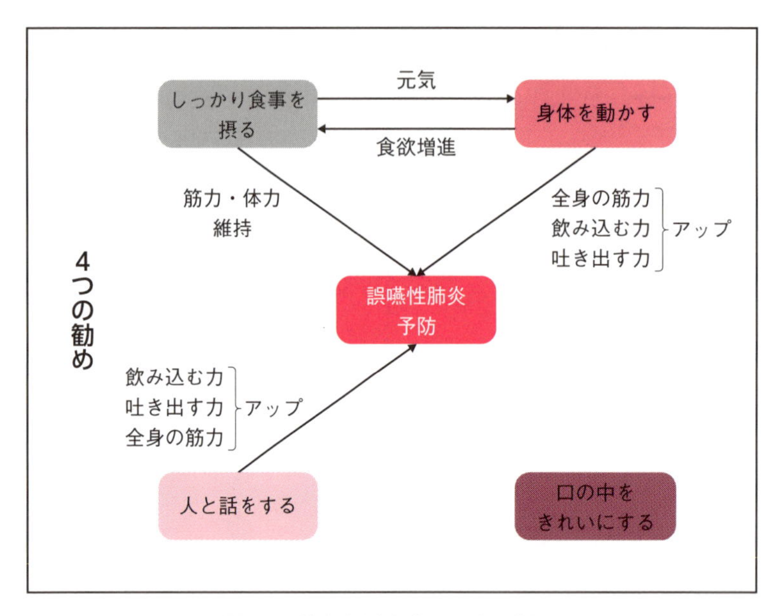

図10　③人と話をすることの勧め

4つ目は「口の中をきれいにすることの勧め」です．口の中には雑菌がいますので，誤嚥するときに雑菌も一緒に気管に入ってしまいます．特に眠っている間は雑菌が繁殖しやすくなりますので，夕食後または寝る前は必ず歯磨きをして，口の中をきれいにしてください．もし1日1回しか歯磨きをしないのであれば，寝る前にすることをお勧めします．起きているときも誤嚥をすることがありますので，できれば朝食後，昼食後も歯磨きをするとより効果的です．口の中がきれいになると，唾液が分泌されやすくなります．唾液は口の雑菌の繁殖を抑える作用があります．また，味覚を促す作用がありますので，味がよくわかるようになり食事がおいしくなります．唾液が分泌されると滑舌がよくなりますので，会話も進みます．口の中をきれいにする効果は，実感しやすいと思います（図11）．

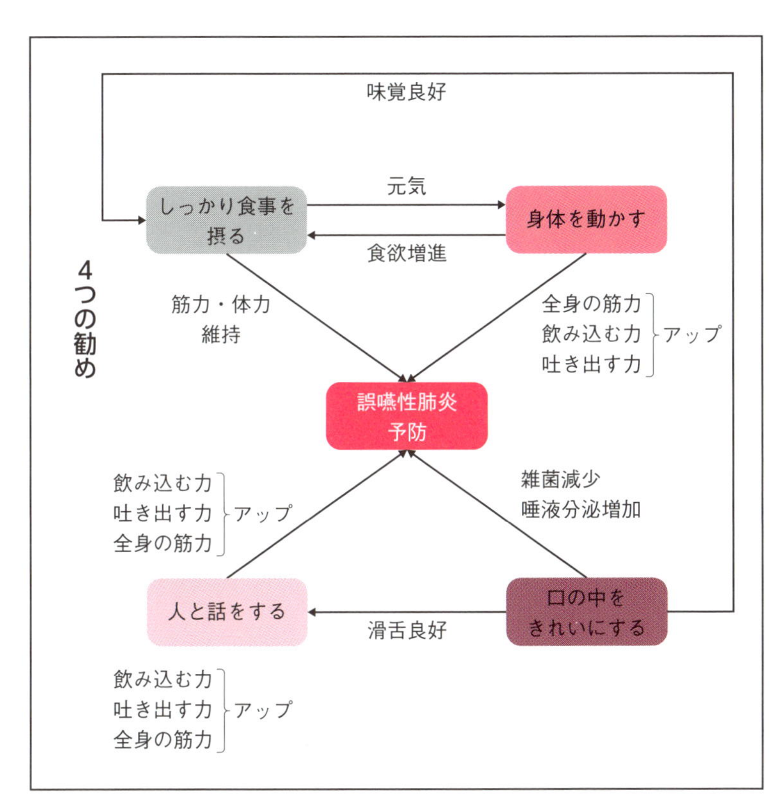

図 11　④口の中をきれいにすることの勧め

4つのどこからでもかまいませんので，Bさんはどんなことであればできそうですか．

一通り説明したら，今度はBさん自身にどんなことならばできそうだと話してもらうように促します．人から聞いた話よりも自分が言ったことのほうが記憶に残ります．歌ったり漫才や落語などを聞いて笑ったり本の音読をしたり，奥さんの家事を手伝ったり買物に一緒に出かけたり，できそうなことはいろいろあると思います．Bさんがこれからの人生をどのように生きていこうと思っているか，できそうなことはどんなことかをBさんに話してもらうことにより，それがBさん自身への「宣言」になります．Bさんの「宣言」を完成図の余白に書き込んでBさんに渡せば，Bさんはいつでも自身の「宣言」を確認することができます（**図 12**）．

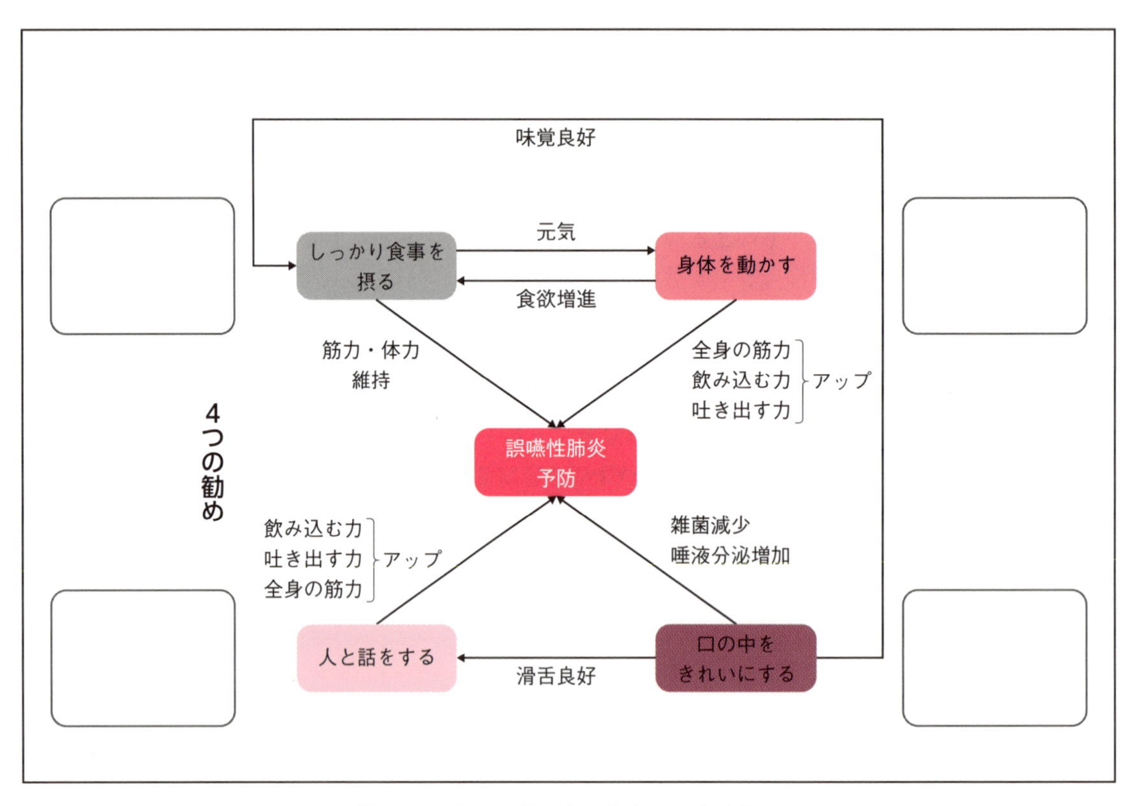

図12　Bさんはどんなことならできそうか

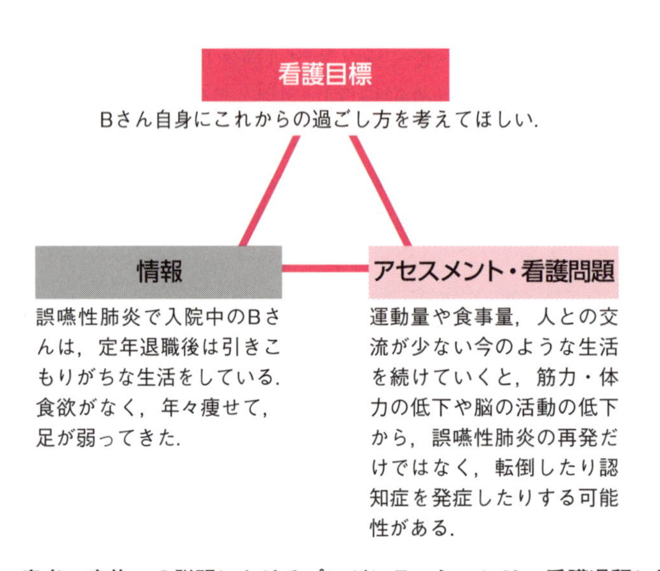

図13　患者・家族への説明におけるプレゼンテーションは，看護過程に沿ったもの

S看護師は論理的思考の要素について意識していたわけではなかったのですが，振り返ってみると，論理的思考によってプレゼンテーションの内容が違うものになることがわかりました．

図6の項目は，「事実（データ）」→「情報」，「理由・解釈・基準・文献」→「アセスメント・看護問題」，「意見（主張・結論）」→「看護目標」に変えると，看護過程そのものであることがわかります（**図13**）．つまり，患者・家族への説明におけるプレゼンテーションは，看護過程に沿ったものであるはずです．そして，情報，アセスメント，看護問題，目標の捉え方によって実施（説明の内容や方法）は違うものになります．

このように看護過程は論理的な思考プロセスになっており，よりよいプレゼンテーションにするためにはまず看護そのものについて考える必要があります．

説明の場面でのプレゼンテーションは，患者が自身について考えるきっかけにするために行われるものです．うまく説明しなければと自分に目が向いてしまったり，看護師の自己満足になったりしないように気をつけたいものです．

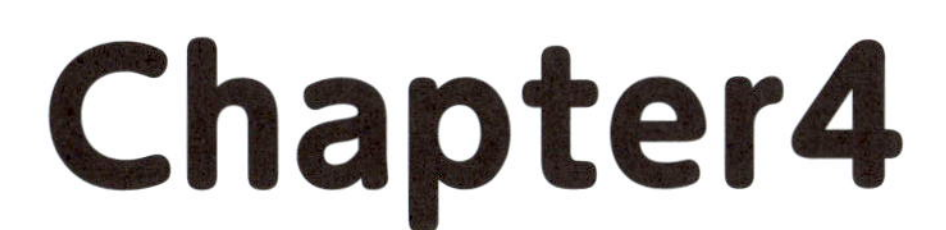

Chapter4

学会発表，院内発表のための
プレゼンテーションのキホンとコツ

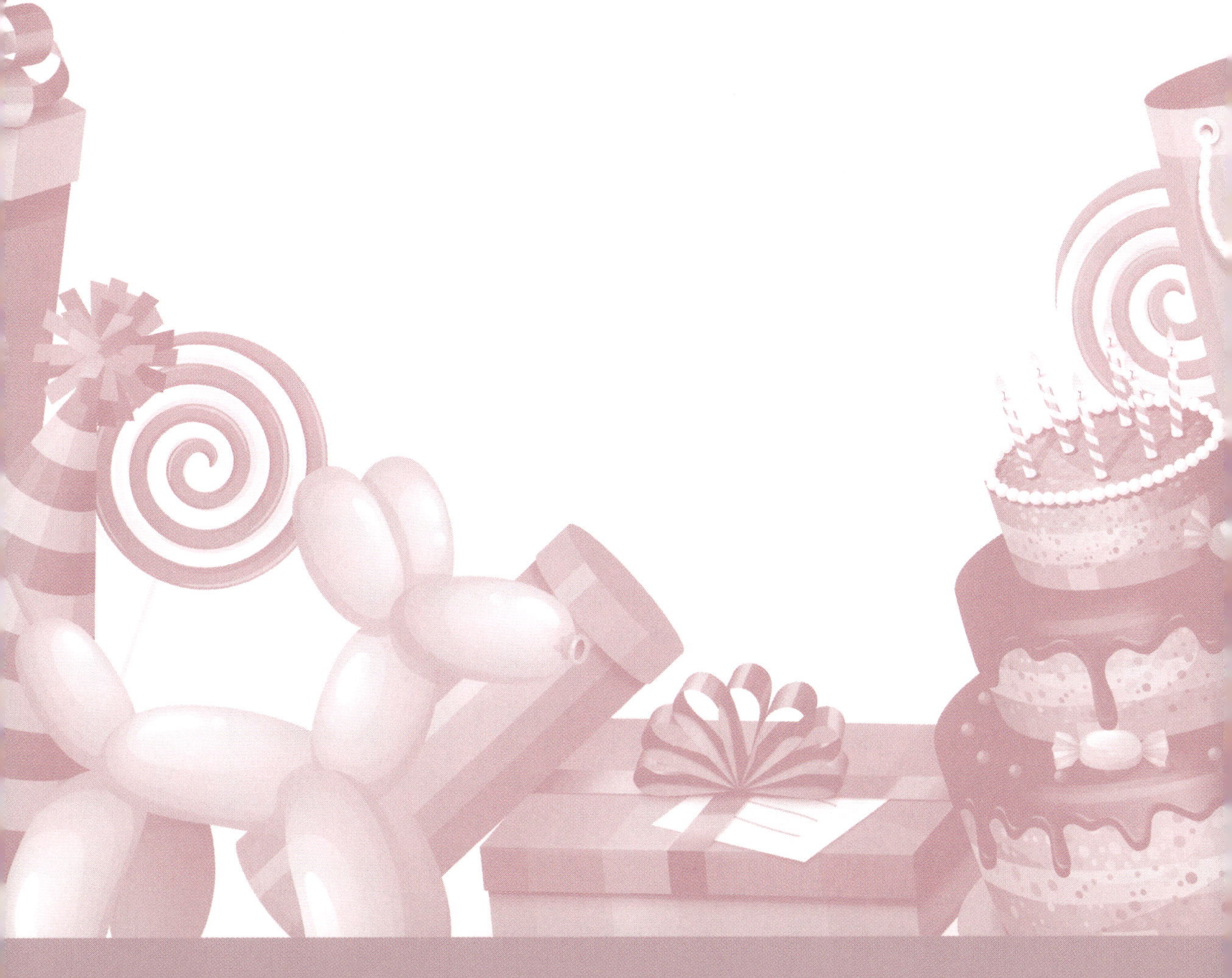

Chapter 4では，わかりやすい発表をするためのポスターとスライドの作り方のキホンとコツを紹介します．

1　発表方法の特徴を知ろう

学会などでの研究成果の発表方法には，大きくわけて口演発表と示説発表があります．発表の登録をするときに自分で発表方法を選択することがあると思います．どのように決めていますか．「口演発表でみんなに自分の発表をしっかり聞いてほしい」「示説発表で参加者と自由に意見交換してみたい」「ポスターよりもデジタルデータが持ち運びしやすい」などの理由があるでしょう．**表1**にそれぞれの特徴を示しました．

表1　口演発表と示説発表の特徴

	口演発表	示説発表
提示物	スライド	ポスター
時間	・発表時間のみ（10分程度）	・1日または半日 ＊発表時間があることもある
研究者と参加者の交流	・発表時間はプログラムに掲載される ・限られた時間での質疑応答	・発表時間が指定されていないと研究者と参加者の交流は限定される ・自由な質疑応答や意見交換
参加者	・テーマに興味・関心がある人	・テーマに興味・関心がある人に加えて，通りがかりの人もいる
提示物の特性	・デジタルファイル ・発表者のペースで進み，参加者が発表で聞き逃すと自分で取り戻して理解することが難しい	・印刷物 ・参加者が自分のペースで読み，理解することが可能

口演発表のスライドを示す時間は発表時間の10分程度と制限されますが，示説発表のポスターは掲示時間が半日から1日，長い場合では発表期間中ずっと掲示することができ，発表時間（5分程度，口演発表よりも短め）が設けられることもあります．口演発表での質疑応答は，発表会場で多くの聴衆の前で行われますが，示説発表では自由に行うことができるので，発表者も参加者もお互いに率直に話せるように感じます．ただし，示説発表で発表時間が指定されていないと，研究者と参加者の交流機会をもつことが難しいこともあります．参加者の意欲は，口演発表ではテーマに興味・関心をもってプログラムを確認してきている人が多いですが，示説発表では通りすがりの人もいますので，そのような人の興味を引くことも考える必要があります．また，提示物の特性については，口演発表のスライドは限られた時間で発表者のペースで進みますので，参加者が発表を聞き逃したり，一部でも理解できなかったりしても取り戻すことができません．示説発表のポスターは，参加者が自分のペースで読み，理解することが可能です．

このような特徴を理解したうえで，スライドやポスターの作成を始めましょう．まず，スライドとポスターに共通したキホンを説明します．

2　研究発表の構成を考えよう

研究成果を発表する際には，初めて見る人，聞く人にもより効果的に成果を伝えることを意識しましょう．標準的な構成を**表2**に示します．

表2　研究発表の構成

1．背景
2．研究目的
3．研究方法
　・研究対象
　・データ収集方法
　・分析方法
　・研究期間
　・倫理的配慮
4．結果
　・対象の概要
　・目的に応じた内容
5．考察
6．結論

プレゼンテーションでのインパクトを重視して，結果や結論を先に述べる方法もあるかもしれませんが，学会や研究報告会のような場では，内容を理解して関心をもってもらうために，参加者が慣れている順番での発表がよいでしょう．

具体的にどのように構成したらよいか，**表3**の構成の視点に対して簡潔に説明できるように考えてみましょう．

表3　構成の視点

「なぜこの研究に取り組んだのか」（背景）
「先行研究では何が明らかになっているのか」（背景）
「研究の特徴は何か」（背景）
「研究の意義は何か」（背景）
「何を明らかにするのか」（研究目的）
「どのような対象か」（研究方法）
「どのようなデータを，どのように収集したのか」（研究方法）
「どのように分析したのか」（研究方法）
「どのような結果が得られたのか」（結果）
「結果から何が考えられたのか」（考察）
「このような結果が得られたのはどのような要因が影響しているか」（考察）
「研究目的に対して，何が明らかになったと言えるのか」（結論）

研究の公表にあたって，研究計画の立案からの過程を振り返ると紆余曲折，長い経過をたどってきたことを思い出すかもしれません．予想通りの結果が得られた場合だけでなく，意外な結果もあると思います．また，本来の目的以外の発見もあったかもしれませんし，研究を通じて伝えたいことがたくさんあるでしょう．しかし，それを数分の発表や1枚のポスターで伝えるには，伝える情報を厳選する工夫，時には研究のすべてを載せない決断が必要です．成果を全部載せたい，という気持ちもわかりますが，発表では聞く人，見る人にとって理解しやすい，伝わりやすいことを大事にしましょう．

3 見やすい表現を工夫しよう

スライドとポスターに共通する見やすい表現を考えていきましょう．陥りがちな残念な例と改善例を示して，説明します．

1 文章で説明しすぎない

発表では，長い文章で説明しすぎないことが大事です．参加者が理解するのに苦労することを避けましょう．下の例（**図1**）は，急性期病床から高齢患者を受け入れる療養病床での転入にかかわる問題状況と対処を明らかにすることをテーマにした研究の発表の例です．

（抄録原稿）研究目的
診療報酬制度の改定により急性期病床の在院日数が短縮し，より医療が必要な状況で高齢患者が継続療養施設に転院する現状がある．急性期病床での治療を経て継続療養施設に移行する高齢患者は，医療処置と観察の継続と日常生活の支援が必要と判断された状態である．高齢患者を受け入れる施設では継続療養を支援するうえでさまざまな課題を認識し個々の施設で対処していると推測されるが，その実態は明らかになっていない．本研究では，高齢患者が転入する際に生じている問題状況と対処について明らかにすることを目的とする．今後，増加することが予測される高齢患者の転入を受け入れる施設でのケアの質の向上に寄与することが期待できる．

図1　抄録原稿

これをこのまま，発表用にするとどうなるでしょうか（**図2**）．

研究目的のタイトルは見えますし，必要な情報はすべて書かれていますが，文章を読んで理解するには，読む人の努力がかなり必要です．これを見やすい表現にするために，以下の手順で考えてみましょう．

①元の文章を分解する
②1文に1つの情報をもつように整理する
③文章全体の中でのその文の意味を意識して不要なものは削る
④わかりやすい表現に変えられないか検討する

この手順で修正したものが改善例（**図3**）です．だいぶ内容が見やすくなったのではないでしょうか．

研究目的

診療報酬制度の改定により急性期病床の在院日数が短縮し，より医療が必要な状況で高齢患者が継続療養施設に転院する現状がある．急性期病床での治療を経て継続療養施設に移行する高齢患者は，医療処置と観察の継続と日常生活の支援が必要と判断された状態である．高齢患者を受け入れる施設では継続療養を支援する上で様々な課題を認識し個々の施設で対処していると推測されるが，その実態は明らかになっていない．
本研究では，高齢患者が転入する際に生じている問題状況と対処について明らかにすることを目的とする．今後，増加することが予測される高齢患者の転入を受け入れる施設でのケアの質の向上に寄与することが期待できる．

図２　そのまま貼り付け Ver.

研究の背景

急性期病床の在院日数の短縮
医療が必要な状態で高齢患者が継続療養施設に転院
今後，高齢患者の転院は増加
しかし，継続療養施設での課題認識や対処の実態は不明

研究目的

高齢患者が急性期病院から継続療養施設に転入する際に生じている問題状況と対処を明らかにする

図３　改善 Ver.

2 文字の大きさ・書体・色を考えよう

スライドやポスターは会場の参加者に見せるためにあるものです．見にくいと，せっかくの発表が伝わらずに終わってしまう可能性があります．以下の点を心がけましょう．

①大きな文字で

最初に考えることは，文字を大きくすることです．スライドであれば，会場の一番後ろからでもよく見える大きさ，ポスターであれば２～３メートル離れたところからでもよく見える大きさを意識しましょう．

文字の大きさを決めるには，作成したものを試してみるのが一番です．スライドを映写して部屋の後方から見てみる，ポスターを貼って離

れて見てみる，できれば何人かで見てみるとよいです．

文字を大きくすると，文字数が限られます．載せたいことが入らないときに，文字を小さくしてしまっては本末転倒です．限られた文字数に収まるように削減することを考えるか，スライドであれば複数のスライドに分けることを考えましょう．

②ゴシック体（その他プレゼンテーションに適切な書体）で

書体は見やすさの大事な要素です．パソコンで作成する場合には，多くの書体がありますが，スライドやポスターに適するといわれるのは，ゴシック体です．すべての線の太さが同じなのが特徴です．プレゼンテーションソフトのデザインによって書体が設定されていることがありますが，近くで見る美しさよりも，遠くからでも見やすい書体を使いましょう．

③色は使いすぎない

伝えたい内容を際立たせる「強調色」は最小限にしましょう．色数を増やすとカラフルになりすぎて落ち着きませんし，どこが強調したいところなのか，わからなくなってしまいます．

具体的な文字の大きさ・書体（フォント）は63頁で説明しています．

3 できるだけ図で表現，しかも単純に

参加者の理解を促すために，図を効果的に使いましょう．

例を示します．測定した数値を表で示した例と図（グラフ）にした例です（**図4**）．この研究発表では，表を見ただけでは数値が何を示すのかわかりませんが，グラフにすることで職種ごとに職位によって違いがあることが認識しやすくなっています．

チーム活動の実践

職位＼職種	医師	看護職	リハビリ	技師	事務職
中間管理職	32.81	34.33	36.40	22.00	24.14
スタッフ	35.17	29.52	34.52	22.21	20.37

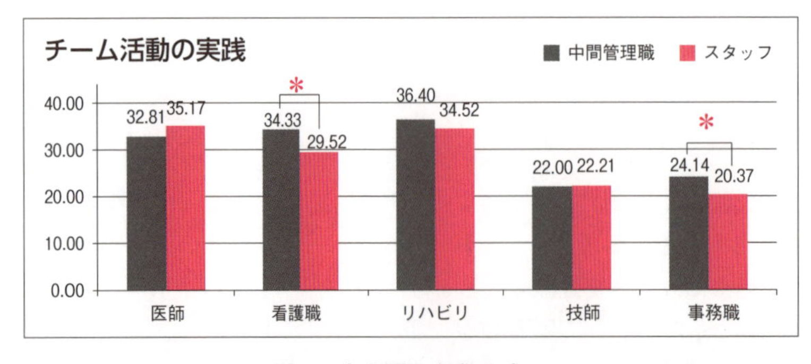

図4　表と図の印象の違い

数値だけでなく，質的な研究の成果を示す場合でも関係を図で示すことを考えてみましょう．視覚的に訴えることができるようになります（図 5，6）．

認知症高齢者のより良い退院を実現させるケア環境

〔認知症を意識した集中的な支援〕
入院期間中の積極的な ADL 維持・拡大
積極的な関わりが有効であるというスタッフの認識
〔盤石なケア体制〕
標準化されたケア体制
困難ケースに対する積極的な介入
病棟管理職が支える後方支援体制
〔病棟理念に基づく病棟の士気〕
自宅への早期退院に向けた病棟の士気
病棟理念に基づく病棟管理職の自宅退院支援の熱意

図 5　文字だけ Ver.

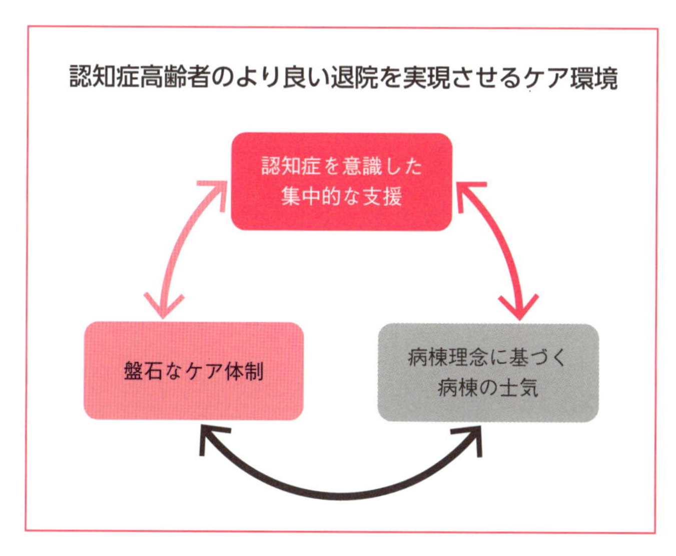

図 6　図にするように工夫 Ver.

他にもさまざまな図示の方法があります．具体的な方法は 65 頁に示しています．

4　スライドの作り方のキホンとコツ

さあスライドの作成に取りかかろう！ と，その前に必ず確認してほしいことがあります．発表に使用するプレゼンテーションソフトとバージョンです．演題の募集要項に記載されていたり，発表者用に連絡があります．多くの場合，Microsoft 社 PowerPoint（パワーポイント，パワポと略されます）ですが，対応するバージョンの確認を怠ると，せっかく苦労して作成した図形や文字がずれてしまうこともあります．発表用のソフトとこれから作成しようとするソフトが合致していることを確認してから作成に取りかかりましょう．

では，わかりやすいスライドを作成するためには，どうしたらよいでしょうか．参加者の状況を考えてみましょう．

●スライドでの発表を聞く参加者の状況
　①スライドに載せられた内容を発表のペースで理解しなければならない
　②理解できなくても，先に進んでしまう（前に戻れない）
　③理解できなくなると，興味・関心が薄れてしまう（あまりおもしろくなかった）

みなさんのこれまでの経験を思い出してみてください．研修会などでたくさんの情報が載せられたスライドを見せられ，必死で読んでいると発表者の言葉が耳に入ってこない，なんだかわからないうちにどんどん前に進み，集中できなくなって思わずウトウト，という経験がないでしょうか．スライドは発表者のために作るのではなく，参加者の理解を促すために作成するものです．初めて研究の報告を聞く参加者を思いやって作成しましょう．

わかりやすいスライドを作成するコツは以下の 4 点です．

●1 枚のスライドで 1 つのことを言う
●大切なことは何か，強調する
●話す内容と連動する
●スライドに一貫性をもたせる

1 1 枚のスライドで 1 つのことを言う

1 枚のスライドでは，1 つのことを言いましょう．見やすい表現を工夫して，言葉や図，表を厳選します．

どうしてもたくさんのことを言いたい，前の内容をふまえて今の話を聞いてほしいときにはスライドを複製して，色の濃淡で表現することができます．

次の例では，研究全体の概要を説明するために行った調査の一覧を示しています．このスライドを示して 5 つの調査を説明することも可能ですが，1枚のスライドに含まれる内容が多すぎます．そこで，まず言いたいことの全体像を示したあとに，個別の内容を説明するために，焦点をあてるところだけを黒文字で残し，口頭で触れないところはグレー文字（見えなくてもよい）で表現しています．発表原稿と合わせて見ていただくと，1枚目のスライドの言いたいことは「研究1で5つの調査を行ったこと」，2枚目のスライドでは，「調査1は看護師へのインタビュー調査を実施した」，ということがわかります（**図7**）．

このような方法をとることで，前のスライドを記憶したまま，次につなげることができます．リストをあげて，具体的な内容を説明する際に使える方法です．1枚のスライドで伝える要点を明確にしましょう．

研究方法

モデルの構成要素となる転入時ケア実践行動の抽出および関連する状況の抽出

調査1；インタビュー調査による看護師の高齢患者への転入時ケア実践行動
調査2；参加観察調査による看護師の高齢患者への転入時ケア実践行動
調査3；インタビュー調査による看護師以外の職種者の高齢患者転入時のケア実践行動および看護師との関わり
調査4；医療療養病床に転入した高齢患者の入院時の状況と変化
調査5；インタビュー調査による医療療養病床に転入した高齢患者の家族が認識するケア実践および患者の変化

発表原稿

研究方法について説明します．
急性期病床から医療療養病床に転入した高齢患者に対して，現在行われている実践から，ケア実践行動と関連する状況を抽出することを目的に，5つの調査を行いました．

研究1　研究方法

モデルの構成要素となる転入時ケア実践行動の抽出および関連する状況の抽出

調査1；インタビュー調査による看護師の高齢患者への転入時ケア実践行動
調査2；　　の転入時ケ
看護師の認識している実践行動
調査3；　　職種者の高齢患者転入時のケア実践行動および看護師との関わり
調査4；医療療養病床に転入した高齢患者の入院時の状況と変化
調査5；インタビュー調査による医療療養病床に転入した高齢患者の家族が認識するケア実践および患者の変化

発表原稿

調査1では，看護師へのインタビュー調査を行いました．
5名の看護師を対象とし，日常的に行っている実践について語ってもらいました．ここでは，看護師の認識している実践行動を明らかにします．

図7　1枚のスライドで一つのことを言う

2 大切なことを強調する

強調するための方法を考えてみましょう．字を大きくする，太くする，枠で囲む，色を変える，などの方法があります．表示の仕方だけでなく，発表の話し方や，ポインターを使うことでもメリハリがつきます．

3 話す内容と連動する

スライドを見たときに，参加者はこれから話される内容を期待します．参加者を混乱させないためにもスライドと話す内容は合わせましょう．「話したい内容がたくさんあるけれど，スライドには載せられないから，とりあえず口頭で伝えよう」となりがちですが，参加者の目はスライド，耳は発表に向けられ，それらを統合して理解している状態ですから，目からの情報と耳からの情報がずれることで理解が阻害されます．話す内容はキーワードだけでもスライドに載せる，載せられない情報は本当に話す必要があるのか，もう一度検討してみましょう．また，スライドに記載された内容を読んでほしいときは，しっかり読んで理解するのに十分な時間をとりましょう．

4 スライドに一貫性をもたせる

PowerPoint のスライドデザインを見てみましょう．多種多様なデザインが揃っています．また，インターネット上で無料，有料でデザインを入手することもできます．スライドのデザインは，研究領域を表現するように美しく工夫されているものもあります．しかし，背景に注目されてしまっては研究内容への注意がそれてしまうかもしれません．背景がないほうが書かれた内容に集中できることもありますので，必ずしもデザインされた背景を使用する必要はありません．また，1 つの発表の中でスライドの背景が変わると，参加者はそのことに注意を向けることになりますので避けましょう．

各スライドのタイトル（見出し）の位置を揃えることで参加者が落ち着いて見ることができます．文字数や図表の大きさの関係で見出しの大きさや位置がずれると参加者は意外と気になるものです．内容に集中できるように配慮しましょう．

具体的な方法は 64 頁に説明しています．

最後に，「スライドの枚数は何枚で作ればよいですか」と質問を受けることがあります．口頭発表でスライドの枚数が指定されることは，ほとんどありません．発表時間が 10 分だから 10 枚，と短絡的に考えないことをお勧めします．発表原稿と合わせて，耳と目から入る情報が適切で理解しやすい枚数であることを意識しましょう．

ここからは，卒業研究発表会の事例を用いて，効果的なプレゼンテーションにするためにどのようなスライドの修正を行ったかを示します．

5　スライドを作ってみよう

1 事例の紹介

看護学部 4 年生 A 子さんは，卒業研究の成果を卒業研究発表会で発表することになりました．A 子さんの研究テーマは「素材・厚みの異なるタオルを用いた清拭が主観評価に与える影響」です．研究のきっかけは，実習病院の看護師の清拭場面を見学したことです．看護師は保温庫で温めた薄手のディスポーザブルタオルを用いて清拭を行っていましたが，A 子さんは自分がこれまで行ってきた綿タオルとベースンに入った湯を使った清拭と比較し，“タオルが冷めたく，気持ちよさが失われているのではないか”と感じました．そこで，実際にタオルの素材や厚みが違うタオルで清拭した際，拭かれる対象者はどう感じるかを明らかにし，さらに各タオルのメリット・デメリットから改善点を提案したいと考え，実験研究に取り組みました．研究計画から 10 ヵ月の期間を経て論文が完成し，いよいよその成果を発表会で発表します．

今回の卒業研究発表会の発表方法は，以下のとおりです．

- 発表形式：口演
- 時間：口演 8 分，質疑応答 3 分，計 11 分
- 発表データ：PowerPoint（スライド）

A 子さんは，PowerPoint の基本的な使用方法は知っていますが，研究発表の経験はありません．

A 子さんは，以前参加した研究発表会の発表の様子を思い出しながら，表紙を含めて全部で 10 枚のスライドを作成しました（**図 8**：スライド 1 ～ 10）．

素材・厚みの異なるタオルを用いた清拭の心地よさの違い

S大学看護学部4年　令和　A子

スライド1

背　景

清拭は，皮膚を清潔を保つだけでなく，爽快感などの心地よさを提供できる援助技術である．この清拭は，基礎教育（授業・実習）では，原理原則を学ぶ点から綿タオルと温湯を用いた方法で実施するが，臨床現場では感染予防の点からディスポーザブルウェットタオル（以下ディスポタオルとする）を加温して使用することが多い．

筆者は，臨床の場で行われるディスポーザブルタオルでの清拭を見学した際，心地よさを感じているのか疑問が生じた．

スライド2

目　的

素材や厚みの異なるタオルを用いた清拭が心地よさに関する主観評価に与える影響を明らかにする．

そのうえで，各タオルのメリット・デメリットを考慮した使用上の工夫を検討することを目的として研究を行う．

スライド3

図8　A子さんのスライド①

方　法

研究デザイン：準実験研究

対象：同意が得られた看護学生30名

場所：室温24度，湿度55%に環境調整した実習室

調査方法：3種類のタオルによる清拭の主観評価（質問紙）
①5項目の印象：「柔らかさ」「滑らかさ」「温かさ」「密着感」
「拭き心地のよさ」　1（低い）～5（高い）5段階評価
②上記項目以外の印象：自由記述
③総合評価：「清拭時使用してほしいタオル」1種類の選択

実験手順：各被験者に3種類のタオルによる前腕部の清拭を実施する．1種類の清拭直後に，質問紙に回答してもらう．各タオルによる清拭は，対象者ごとにランダムに順番を変える．全タオルによる清拭後，「清拭時使用してほしいタオル」を1つ回答してもらう．

スライド4

清拭手順：タオルの加温方法は，綿タオルと厚手ディスポタオルは，乾いたものを55度の温湯につけ一定の力で絞り，表面温度を42度に調整した．薄手ディスポタオルは，電子レンジで500W30秒加温し，表面温度を42度に調整した（臨床現場での方法を参考に）．清拭方法は，対象者は座位で前腕部を露出し，タオルを前腕部に7秒貼用後，タオルを密着させながら2秒間で手関節から肘関節の往復させながら拭く動作を3回行った．その直後にバスタオルで覆い，水分を除去した．

統計処理：5項目の印象のデータは，5段階回答から項目別に中央値を算出した．タオル種類による比較のため，Friedman検定を行い，有意であった場合は，多重比較を行った．その他のデータは単純集計を行った．分析は，統計ソフトSPSS Statistics ver.25を用い，有意水準は5%未満とした．

倫理的配慮：対象者には事前に研究参加と辞退の自由，プライバシーの保護，データの管理方法について文書と口頭で説明し，同意を得た．本研究は，S大学倫理委員会の承認を得て実施した．

スライド5

結　果

5つの項目における主観評価　中央値　n=23

（点）

	綿タオル	厚手ディスポタオル	薄手ディスポタオル
柔らかさ	1.8	2.3	1.8
滑らかさ	1.3	2.7	2
温かさ	2.8	2	1.2
爽快感	2.6	1.8	1.6
汚れ落ち感	2.4	2	1.5
拭き心地のよさ	2.8	2	1.2

スライド6

図8　A子さんのスライド②

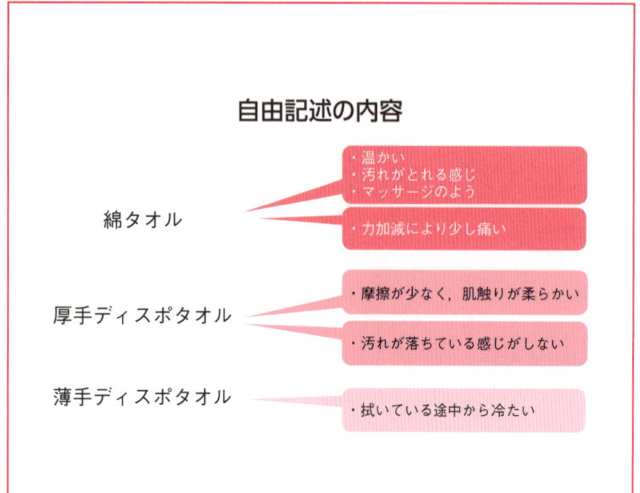

スライド7

清拭時使用してほしいタオル

n=23

	綿タオル	厚手ディスポタオル	薄手ディスポタオル
使用してほしいタオル	16名 73%	5名 23%	1名 4%

理由：
温かい（温かさ），
さっぱりする（爽快感）

スライド8

考　察

明らかになった各タオルの特徴から，使用場面と工夫を検討した

● 綿タオル：メリットとして，「温かさが持続」「しっかり拭かれる感じ」，デメリットとして「力加減によって痛い」「感染の危険性」があげられる．
そのため，以下のように使用するといい．
・全身・広範囲の清拭，リラックス感を与える目的のときに使用する．
・皮膚状態・対象者の好みに応じて力加減を調整する．
・適切な洗濯の実施など衛生管理に留意する．

● 厚手ディスポタオル：メリットとして，「表面が滑らか，柔らかさが気持ちいい」「衛生的」，デメリットとして「汚れ落ちの実感がない」があげられる．
そのため，以下のように使用するといい．
・皮膚が弱い特徴のある対象者に使用する．
・汚れ除去のため，せっけんやオイルを併用する．

● 薄手ディスポタオル：メリットとして，「衛生的」「手軽に使用できる」，デメリットとして「すぐ冷める，冷たい」があげられる．
そのため，以下のように使用するといい．
・細かい部位の清拭，食事前に手拭きに使用する．
・広範囲の清拭時は温湯を併用する．

スライド9

図8　A子さんのスライド③

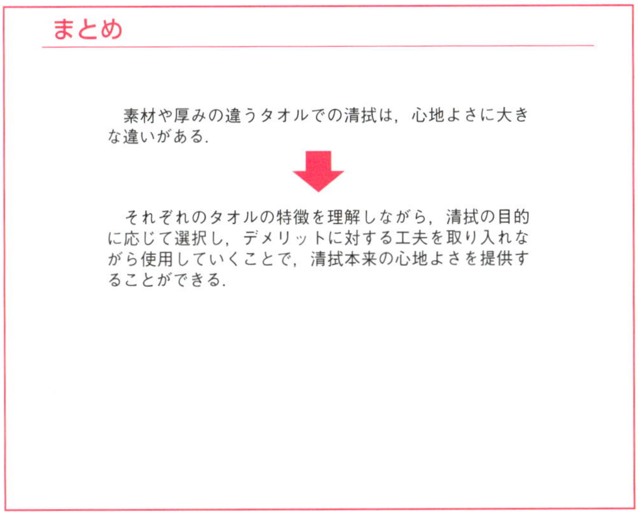

まとめ
素材や厚みの違うタオルでの清拭は，心地よさに大きな違いがある．
それぞれのタオルの特徴を理解しながら，清拭の目的に応じて選択し，デメリットに対する工夫を取り入れながら使用していくことで，清拭本来の心地よさを提供することができる．
スライド10

図 8　A 子さんのスライド④

2 ポイント 1　全体の構成

聞き手はスライドを見ながら発表者の口頭での説明を聞きます．限られた時間の中で，たくさんのスライドに渡る膨大な内容を，早口で説明されても理解できません．そこで，スライドの情報は**シンプル，かつ重要点に絞った内容**であることが重要です．

スライドを作成するときは，まず全体で何枚のスライドが使えるかを確認します．スライド作成には「1 分 1 スライド」の原則があります．聞き手に**しっかり内容を伝えるために一定時間スライドを提示**し続けるためです．8 分の発表時間の場合，8 枚が目安の枚数になりますが，これでは収まらないこともあるでしょう．その際は 1 枚につき 30 秒以上提示することを目標にし，枚数を設定しましょう．今回は 10 枚程度が適当な枚数だと思われます．

次に全体の構成を考えます．**全体の構成の目安**は以下のとおりです（**図 9**）．

「表紙」
「背景」「目的」
「方法」
20〜30%
「結果」「考察」
60〜70%
「結論」
10%以下
5. 結　論
4. 考察
3. 結果
2. 方法
1. 背景・目的
表　紙
表紙以外で 5 枚は使う．
発表時間に応じて，「結果」
「方法」を中心に枚数を追加する．

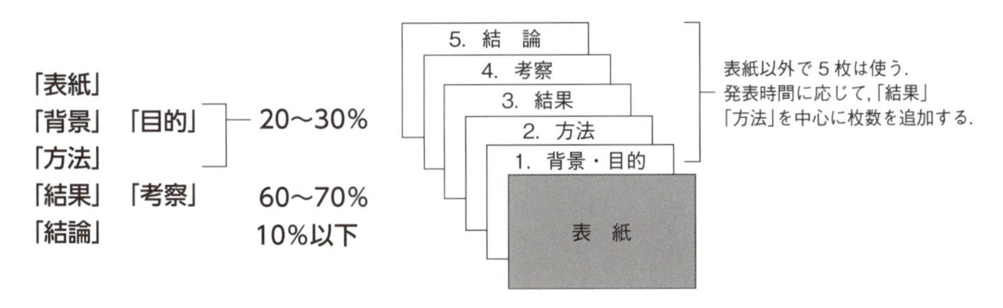

図 9　スライドの枚数と構成

A 子さんは研究のプロセスをふまえ，「背景」「目的」…と見出しをつけたスライドを作り，そこに情報やデータを記載しました．スライド枚数は表紙を除くと 9 枚で，その構成は背景・目的・方法 4 枚（45%），結果・考察4枚（45%），結論1枚（10%）でした．おおよそ制限時間に見合った枚数とバランスのよい構成になっています．

3 ポイント2　スライドデザインと背景

PowerPointは，背景色・文字色が自由に設定できますし，デザイン性のあるテンプレートも多数用意されています．好きなデザインや色を使いたくなりますが，背景色と文字色の組み合わせで見え方が異なるので注意が必要です．**図10**のように，**背景色は文字色の反対色を活用**すると文字が引き立って見えます．この法則を生かし，明るい背景色の場合は濃色の文字（主に黒）を，暗い背景色の場合は明るい色（主に白）を使用します．

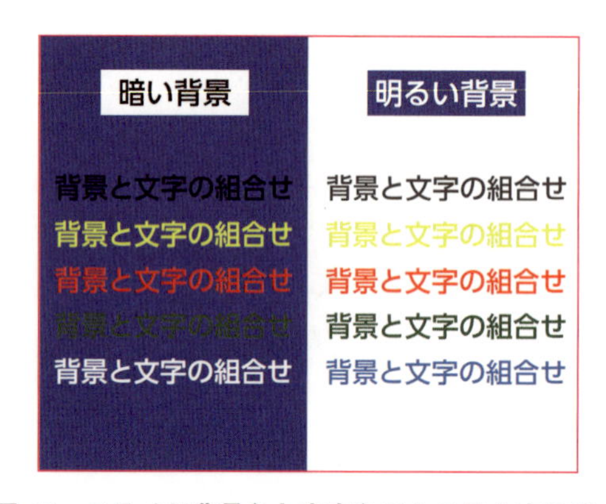

図10　スライド背景色と文字色による見え方の違い

また背景に自分の好きなイラストや写真を挿入することもできます．しかし，あまりに凝ったデザインだと，聞き手の意識が背景に向いてしまい，伝えたい内容が届かないことがあります（**図11**）．できる限り**背景に余計な情報は入れない**ほうがいいでしょう．

×

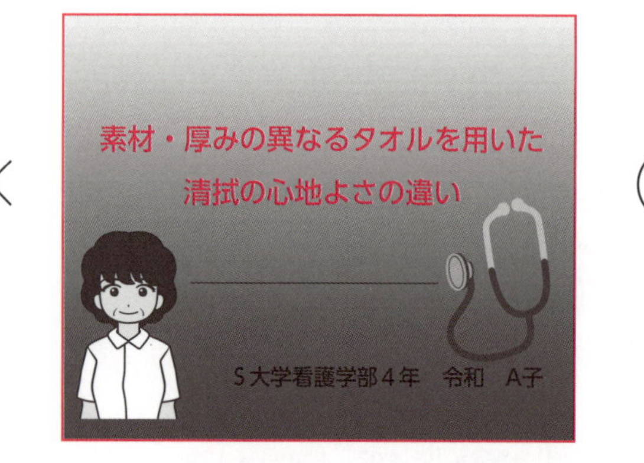

○

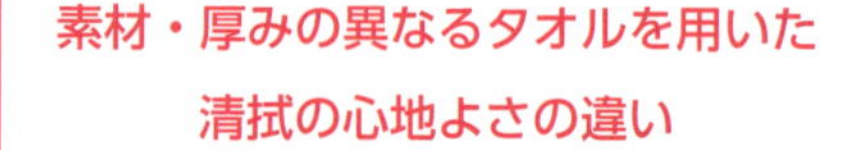

テーマと関係ないイラストを入れると聞き手の意識はそのイラストに向いてしまう

図11　スライドデザインの選択

A 子さんは，背景はプロジェクターで投影したときに見やすい白を，文字はその反対色である黒を基本色として選びました．非常にシンプルですが，その分聞き手に内容がしっかり伝えられそうです．

4 ポイント 3　要約・視覚化

スライド 2，スライド 5（**図 12，13**）を見てみましょう．研究背景や方法が長い説明文で記述されています．論文や口頭発表の原稿をそのまま貼りつけてしまっているようです．このように長い文章が書いてあると，聞き手はスライドを読むことに集中し，話し手の説明を聞きません．

そこで，伝えたい内容を**①「キーワード」または体言止めにして箇条書きする，②関連性（プロセス，階層など）を矢印でつなげるなど，図示する，③具体的なもの・様子を写真で示す**，といった要約・視覚化の工夫をしてみましょう．そうすることで，聞き手の文章を読む負担が減るだけでなく，短時間で視覚的に内容を理解できるようになります．さらに発表者は発表時に図の流れを解説できるため，聞き手の「わかった」という感覚につながります．

①キーワード / 体言止めにして箇条書きにする（図 12）

清拭は，皮膚を清潔を保つだけでなく，爽快感などの心地よさを提供できる援助技術である．この清拭は，基礎教育（授業・実習）では，原理原則を学ぶ点から綿タオルと温湯を用いた方法で実施するが，臨床現場では感染予防の点からディスポーザブルウェットタオル（以下ディスポタオルとする）を加温して使用することが多い．筆者は，臨床の場で行われるディスポーザブルタオルでの清拭を見学した際，心地よさを感じているのか疑問が生じた．

＊文章

**聞き手は読むことに集中し，
話し手の説明を聞かない**

- 清拭は，心地よさを提供できる日常援助技術である．
- 基礎教育（授業・実習）では，原理原則を学ぶ点から，綿タオルと温湯を用いた方法で実施する．しかし，臨床の場では，感染予防の点からディスポーザブルタオル（以下ディスポタオルとする）を加温して使用する．
- 筆者は，臨床でのディスポタオルによる清拭を見学し，心地よさが低下するのではないか疑問が生じた．

＊箇条書きにしたもの

- 清拭は心地よさを提供できる日常生活援助
- 清拭タオルの種類は多様

授業・実習での方法（原則の学習の観点から）　臨床現場での方法（感染予防の観点から）

綿タオル

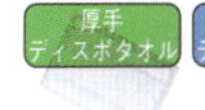

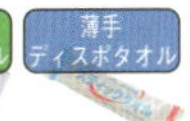

素材・厚み/加温方法に違いがある

- タオルの種類によって心地よさなどの主観評価に影響があるのではないか

**＊キーワード/体言止めにして
箇条書きにしたもの**

図 12　文章の要約化

②関連性を図示する（図 13）

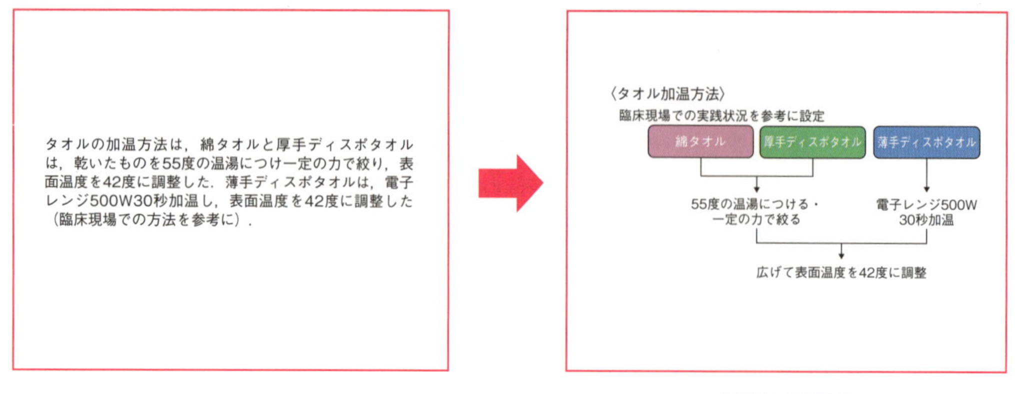

＊手順を図示する

図 13　文章の図示

関連性（プロセス，階層など）を表わす図は，四角や丸，矢印などを使って作成できるほか，PowerPoint の SmartArt 機能を使うと見映えのよい図が簡単に作成できます（**図 14**）.

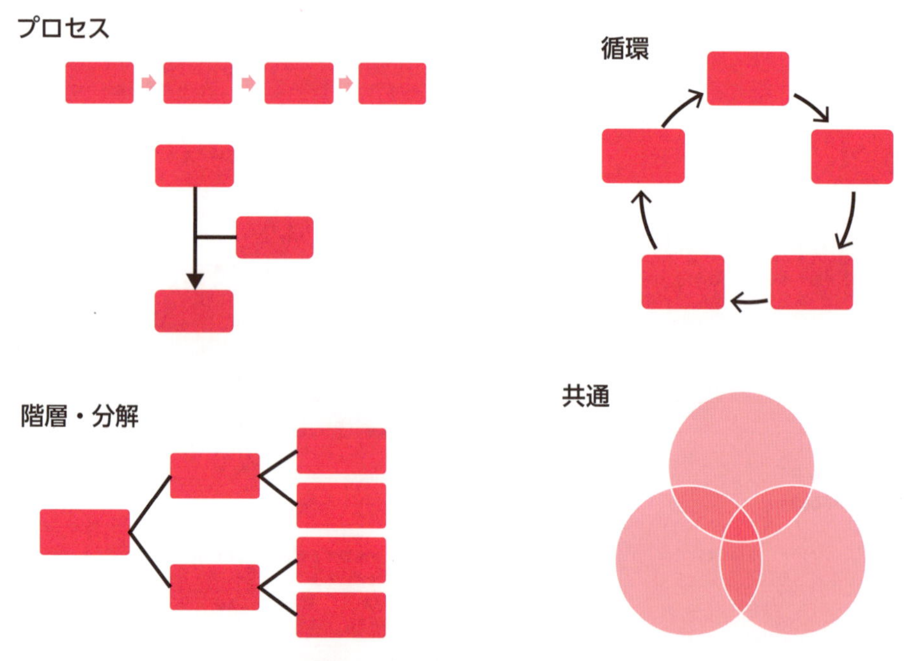

図 14　関連性を示す図の例

③具体的なもの，様子を写真で示す

状況を説明する際，言葉で説明するより実際の写真を見たほうがわかりやすい，ということが日常でもよくありますよね．研究発表においても同様です．写真を効果的に使いましょう．その際は，**伝えたい内容に焦点をあてて撮影する**ことはもちろん，**人物が入る場合は顔が映らないよう角度や撮影範囲に留意する**ことが重要です．

5 ポイント4　文字の書体（フォント）とサイズ

PowerPointには多くの書体が用意されていますが，視認性（文字の見えやすさ），可読性（読みやすさ）に違いがあるだけでなく，見たときに受ける印象も異なります（まじめな印象，ふざけている印象，ポップな印象など）．代表的な日本語のフォントには「明朝体」「ゴシック体」がありますが（**表4**），PowerPointでは小さい文字でも**視認性が高いゴシック体**の使用が基本です．

表4　代表的な日本語フォントとその特徴

フォントの種類	特徴
明朝体	「とめ」「はね」「はらい」が表現され，線の太さに強弱があり，フォーマルな印象がある．可読性が高いが，プロジェクターでの投影の場合は，文字の一部がかすれて見えることもある
ゴシック体	線の太さが同じで，力強い印象がある．視認性が高く，遠くからでも読みやすい．

文字の見えやすさは書体に加え，そのサイズも影響します．研究発表は一般に広い会場でたくさんの聞き手を対象に行うため，スライドをプロジェクターを通してスクリーンに投影します．そのため，**会場の一番後ろから見ても簡単に読める文字のサイズ**が必要です．具体的にはタイトルでは40 pt以上，本文では24 pt以上が望ましいといわれています（**図15**）．

△

MSP明朝体

文字の書体と大きさ 18 pt
文字の書体と大きさ 20 pt
文字の書体と大きさ 24 pt
文字の書体と大きさ 28 pt
文字の書体と大きさ 32 pt
文字の書体と大きさ 36 pt
文字の書体と大きさ 40 pt

＊線の細い部分があり，見えにくい

○

MSPゴシック体

文字の書体と大きさ 18 pt
文字の書体と大きさ 20 pt
文字の書体と大きさ 24 pt
文字の書体と大きさ 28 pt
文字の書体と大きさ 32 pt
文字の書体と大きさ 36 pt
文字の書体と大きさ 40 pt

24 pt以上が望ましい

＊線の太さが一定で，遠くからも読みやすい

図15　フォント・サイズによる見え方の違い（書体の大きさはイメージ）

A子さんは，書体は視認性の高い「ゴシック体」を選択した点はよいのですが，サイズは全体的に小さめ（表紙タイトル24 pt，見出し32 pt，本文20 pt）です．そこで，文字サイズは表紙タイトル・見出し40 pt以上，本文24 pt以上を目安に修正してみましょう．読みやすさだけでなく，説得力も増します．

6 ポイント5　文字色の選択 / 強調の表示

文字色の基本は黒色がよいでしょう．ただし，背景と文字が白黒だけの表現は単調に感じられてしまいます．その一方で，色の使いすぎもよくありません．スライド3（**図16**）を見てください．強調色に黄色，緑色，赤色と多くの色が使われています．これでは強調部分が多すぎて，「強調」になっていません．**強調は最も重要な箇所に絞り，目立つ色を1つ決めて使う**ようにしましょう．一般に白背景の場合は，少量で目立つ赤色やオレンジ色を強調色として使うと効果的です．**使う色をできる限り少なくする**ほうがセンスのよいスライドになります．

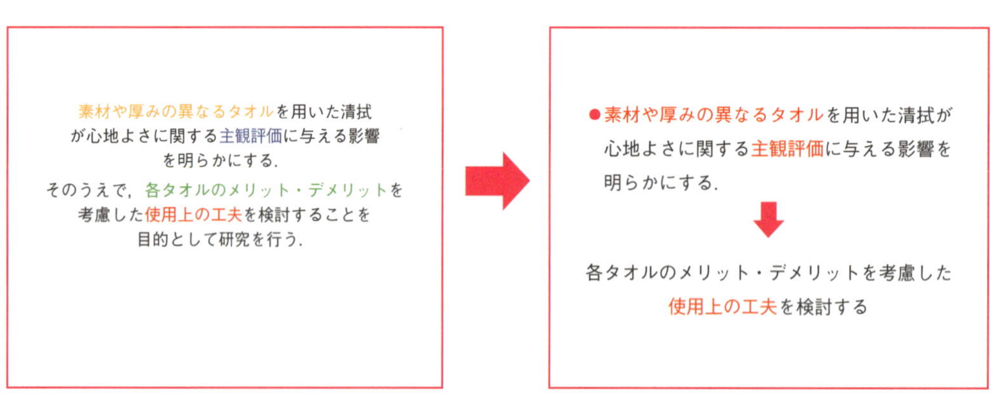

図16　強調色の使い方

7 ポイント6　見出しの入れ方

皆さんが目にする新聞記事や書籍には，文章や情報のまとまりごとに見出しや小見出しがつけられていますね．見出しや小見出しは何が書かれているか概要を表す短い言葉で，特に説明的な内容を示す場合は重要です．これにより話の区切りがわかり，何についての説明か，把握しやすくなります（**図17**）．

見出し	小見出し	内容
背景		
目的	この部分の表記を統一（書体，色，サイズ，配置）	
方法	研究デザイン 対象 場所 調査方法 … ｝この部分の表記を統一	
結果	5つの項目における主観評価 自由記述の内容 清拭時使用してほしいタオル ｝この部分の表記を統一	
考察		
まとめ		

図17　見出し・小見出しの入れ方

では，**図8**のすべてのスライドの見出しを見てください．見出しはついていますが，位置が中央揃え，左詰めとばらばら，さらに文字の書体や色もばらばらです．このような入れ方だと聞き手は何となく落ち着かず，内容に集中することができません．そこで見出しは，**すべてのスライドの同じ位置に，同じ文字（書体，色，サイズ）**で入れましょう．その結果，全体としての統一感が生まれるだけでなく，聞き手は無意識のうちに安定感を感じ，提示される内容を集中して聞くことができます．小見出しも同様に，統一した表記にしましょう．

8 ポイント7　要素（文章・図）の配置

スライド4（**図18**）を見てください．文頭の位置がすべて揃っていて一見きれいなのですが，平坦でわかりやすさに欠けます．そこで**文章や図などの要素を見えない線に合わせて配置**してみましょう．要素が規則正しく配置されると，整然とした印象を与えるだけでなく，見やすくなり意味を理解しやすくなります．

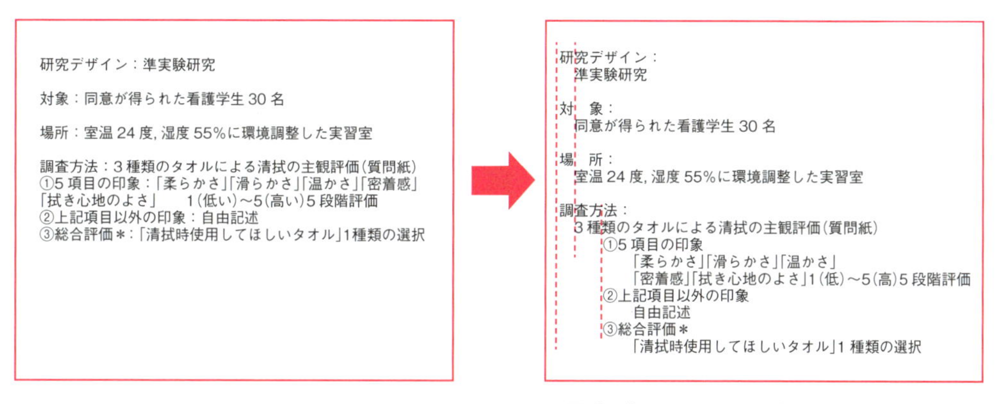

図18　要素の配置

9 ポイント8　グラフの活用と工夫

研究結果を提示する際，よくグラフや表が用いられます．**文章よりも多くの情報を直感的に伝えることができる**からです．このグラフと表のうち，より直感的に伝えられるのはグラフです．例えば，体温測定の結果を表す場合，文章よりも表，表よりも図のほうがわかりやすいのではないでしょうか（**図19**）．

スライド6（**図20**）は，3種類のタオルの項目ごとの評価点が表で示されています．この場合，表中の数値の大小を考える必要があり，理解に時間がかかります．表からグラフに変更することで直感的に得点の比較ができるようになります．

文章　11/20は36.5度，11/21は36.2度，11/22は37.2度，11/23は38.0度……だった.

表

	11/20	11/21	11/22	11/23	11/24	11/25
体温(度)	36.5	36.2	37.2	38.0	37.7	36.5

図

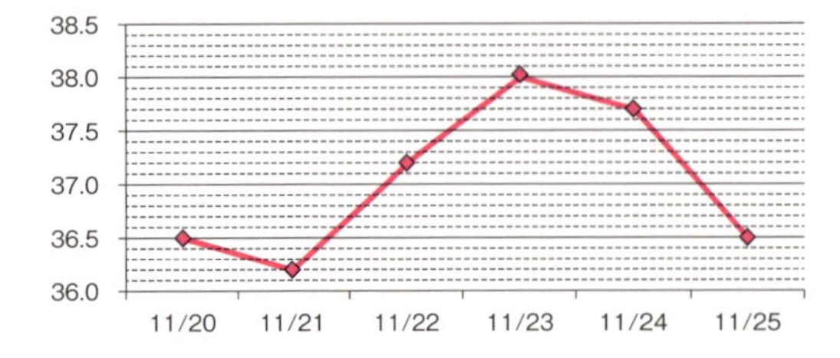

図 19　視覚的・直観的に伝わるグラフ（体温測定結果を例に）

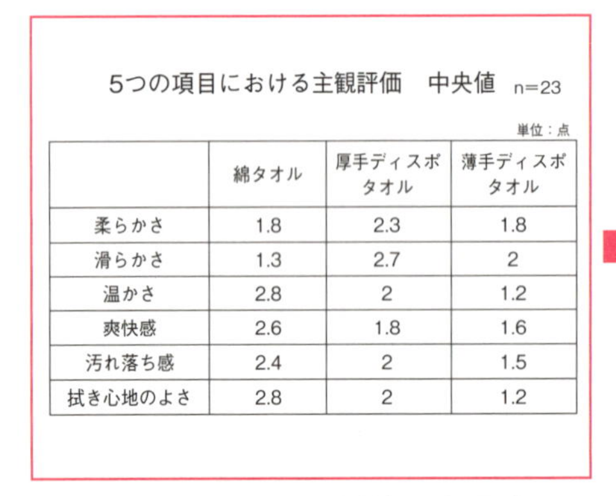

5つの項目における主観評価　中央値 n=23

単位：点

	綿タオル	厚手ディスポタオル	薄手ディスポタオル
柔らかさ	1.8	2.3	1.8
滑らかさ	1.3	2.7	2
温かさ	2.8	2	1.2
爽快感	2.6	1.8	1.6
汚れ落ち感	2.4	2	1.5
拭き心地のよさ	2.8	2	1.2

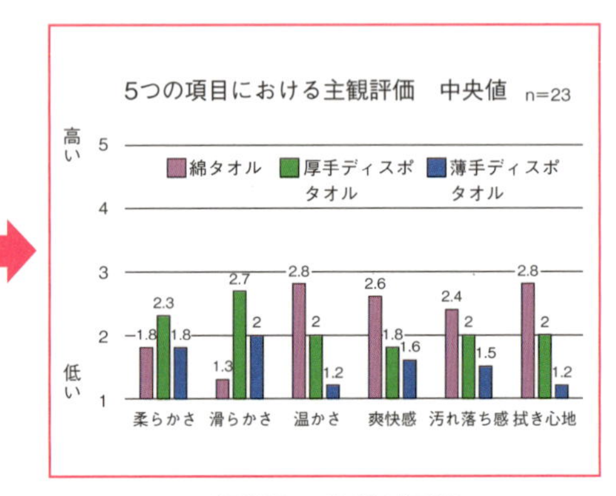

＊数値の大小を考えて比較する必要がある

＊視覚的に比較が可能

図 20　グラフの活用

①グラフの選択

グラフの種類はたくさんあります．しかし種類の選択を誤る（例：体温変化を棒グラフで示すなど）と，情報が正しく伝わらないことがあります．そこで，**主なグラフとその特徴を理解し，示したい内容に最も適したものを選択**しましょう（**図 21**）.

なお，グラフはExcelで作成し，PowerPointのスライドに貼り付けることもできますが，PowerPoint内で作成するほうが見映えがいいものになります.

②グラフの軸・単位の表記（自動設定どおりにしない）

ExcelやPowerPointでグラフを作成すると，軸目盛は自動的に設定されます．自動設定された軸目盛は必要以上に細かく表示されることが多く，鬱陶しい印象を与えます．**手動で軸目盛の表示を変更**しましょう．またグラフタイトルや軸の単位など，情報の理解に必要な要素は入れる一方，グラフエリアやプロットエリアの枠線など不要なものは削除し，すっきりしたグラフに仕上げましょう（**図 22**）.

種類	特徴
折れ線グラフ	時間経過に対する数値の変化など，連続的な変化
棒グラフ	数値の大小関係を比較
円グラフ	各構成要素について全体に対する割合で比較
散布図	縦軸と横軸の2つの項目の関連を示す
レーダーチャート	各項目相互の比較におけるバランスを表現

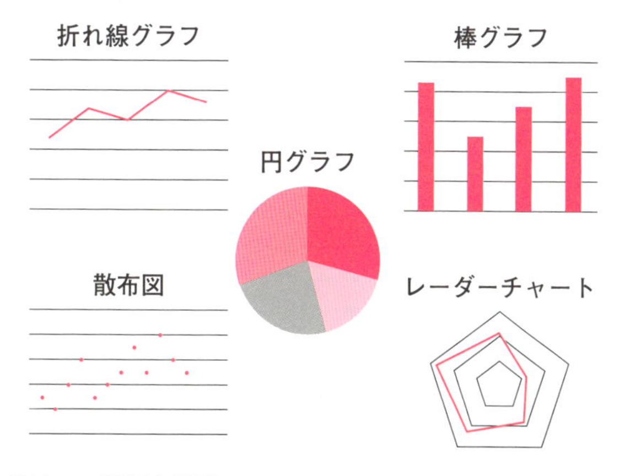

図 21　グラフの種類と特徴

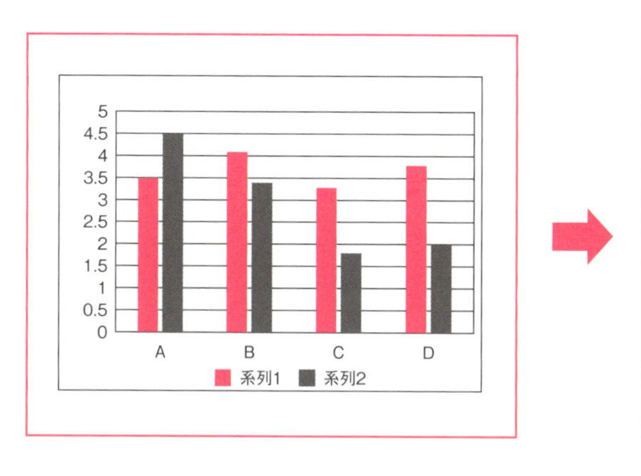

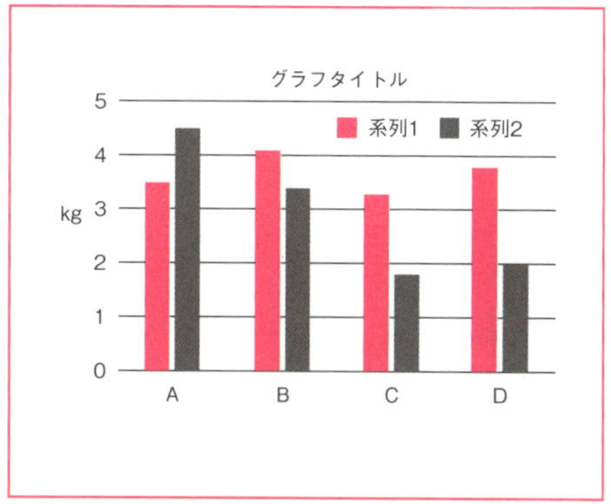

＊縦軸目盛を少なくする
（小数点表示は削除し整数のみ表示する）
＊グラフのタイトル/軸の単位/凡例を入れる
＊凡例はグラフのエリア内に移動する
＊プロットエリア，グラフエリアの枠線を削除する

図 22　グラフの修正・加工

③グラフ要素における色の活用（色の印象・意味を活用する）

人は色に対して共通の印象をもつといわれます．例えば，赤色は危険や情熱，青色は安全や清潔，黄緑色は若々しさといったようなものがあげられます（**表 5**）．一方，Excel，PowerPoint でグラフを作成した場

表 5　色と印象

色	色のもつ主な印象
赤	情熱・危険・暴力
オレンジ	陽気・健康・にぎやか
黄色	明るい・幸福・うるさい
黄緑	若々しさ・未熟・希望
緑	自然・穏やか・平和
青	安全・清潔・信頼・冷静
紫	高貴・神秘的・不健康

合，グラフ要素の色は自動的に設定され，色のもつ意味とは対応しません．その結果，聞き手に混乱を与えてしまう可能性があります．そこで，**グラフ要素の色を示したい内容に合った色に設定**してみましょう．また程度や段階を同じ色の濃淡で塗り分けるのも効果的です（図23）．

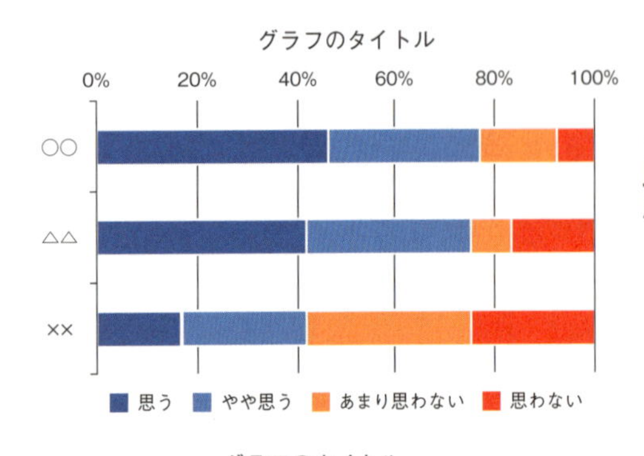

＊4択を2択（思う/思わない）にして比較する場合：例えば「思う」「やや思う」を寒色系に，「あまり思わない」「思わない」を暖色系に設定する

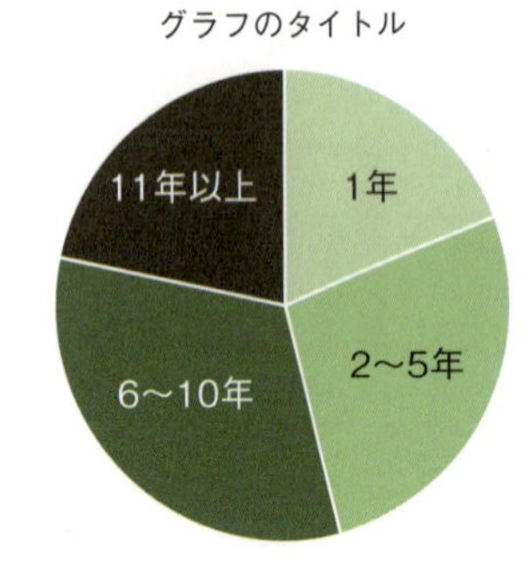

＊程度・段階を表す場合：同じ色の濃淡で示す

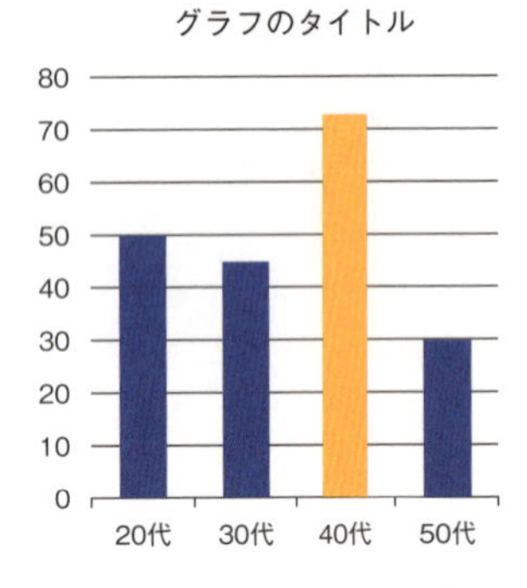

＊1ヵ所を強調する場合：強調部分だけ色を変える

図23　グラフ要素の色設定

10 ポイント9　表の活用と工夫

表は少ないスペースで，多くのデータをまとめて伝えることができる一方，数値の大小関係や傾向の理解が難しいという特徴があります．短時間で発表する場合は，データを絞って提示することが重要です．

①表の罫線

表は，情報を縦横の罫線で格子状に区切ったセルに記述したものです．しかし，すべての縦横の罫線が表示されているとそれが目障りになります．そこで，**縦の罫線を削除し（非表示），横の罫線だけで表現し**てみましょう（**図24**）．かなりすっきり見えますね．

②表中の文字・数値の配置

見映えをよくしようと，表中の項目名，文字，数値をすべて中央揃えに統一した表を見ることがあります．しかし，桁の違う数値を中央揃えにすると比較が難しくなります．**表の要素に合った配置**に整えましょう（**表6，図24**）．

表6　表中の要素の配置

内容	一般的な配置	記載例
項目名・タイトル	中央揃え	実習満足感の得点
文字	左詰め	基礎看護学実習 成人看護学実習 老年看護学実習
数値	右詰め	62.3 57.0 81.4

5つの項目における主観評価　中央値　n=23

単位：点

	綿タオル	厚手ディスポタオル	薄手ディスポタオル
柔らかさ	1.8	2.3	1.8
滑らかさ	1.3	2.7	2
温かさ	2.8	2	1.2
爽快感	2.6	1.8	1.6
汚れ落ち感	2.4	2	1.5
拭き心地のよさ	2.8	2	1.2

→

5つの項目における主観評価　中央値　n=23

単位：点

	綿タオル	厚手ディスポタオル	薄手ディスポタオル
柔らかさ	1.8	2.3	1.8
滑らかさ	1.3	2.7	2.0
温かさ	2.8	2.0	1.2
爽快感	2.6	1.8	1.6
汚れ落ち感	2.4	2.0	1.5
拭き心地のよさ	2.8	2.0	1.2

＊縦罫線を削除
文字は左詰め，数値は右詰めに配置
数値は小数点以下の桁を揃える　2→2.0

図24　表の修正・加工

11 ポイント10　アニメーションの活用

PowerPointには，スライド内の文字，図などのオブジェクトに動きを加えるアニメーション機能があります．用意されているアニメーション（**表7**）には，「開始」「強調」「終了」「軌跡」があり，それぞれ多くの効果が含まれています．適切に活用することで，**聞き手の視線を誘導**でき，効果的なプレゼンテーションにつながります．アニメーションを使用する目的は主に3つあります．

①順に表示する：手順など順を追って情報を表示する
②強調する：重要な部分に動きをつけ強調する
③動きを表示する：想像しにくい「モノ」の動きを視覚的に表示する

表7　アニメーションの種類

種類	概要	主な効果の種類
開始	スライド表示時には隠しておいたオブジェクト（PowerPoint 上に配置する文字・図形・線などの要素）を，任意のタイミングで表示できる	アピール* フェードイン* スライドイン* ワイプ
強調	表示されているオブジェクトを，途中で強調できる	パルス（点滅） ズーム（拡大）
終了	表示されているオブジェクトを，任意のタイミングで非表示にできる	クリア フェードアウト
軌跡	表示されているオブジェクトを，任意の場所に移動できる	直線　アーチ 手動

*研究発表時に使いやすい効果

①順に表示する

図25を見てみましょう．これはスライド10を修正したものです（ポイント3：文章→キーワード，箇条書き）．このスライドはスライドを映したときにすべての情報が表示されています．すると，聞き手は発表者が説明する前に，スライドの情報を先に読んでしまい，発表者の説明内容に意識が向きません．そこで**情報を話の流れに合わせ，順を追って小出しに表示するようアニメーションをつけてみましょう**．そうすることで，聞き手は段階が把握できるだけでなく，目と耳から同じ情報を得られるため理解が深まります．

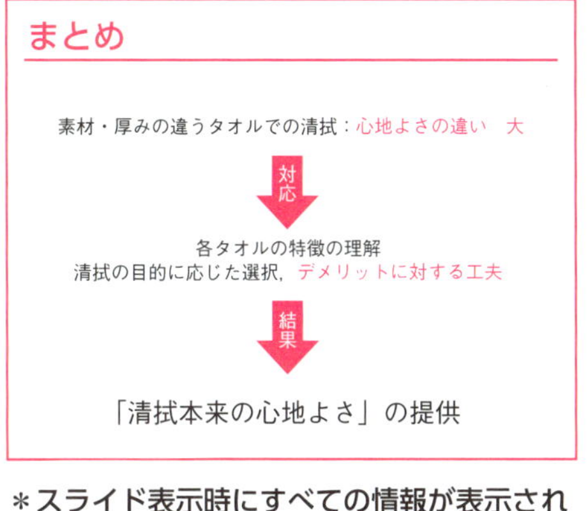

＊スライド表示時にすべての情報が表示されている：聞き手は発表者の説明前に，先に読んでしまう

まとめ

素材・厚みの違うタオルでの清拭：心地よさの違い　大

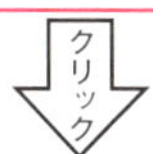

まとめ

素材・厚みの違うタオルでの清拭：心地よさの違い　大

各タオルの特徴の理解
清拭の目的に応じた選択，デメリットに対する工夫

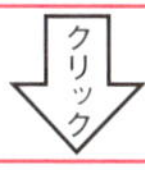

まとめ

素材・厚みの違うタオルでの清拭：心地よさの違い　大

各タオルの特徴の理解
清拭の目的に応じた選択，デメリットに対する工夫

「清拭本来の心地よさ」の提供

＊情報を順に表示する：手順・段階などが理解しやすい．聞き手の意識を最後まで引きつけておくことができる

図 25　アニメーションの設定：順に表示

②強調する

図26を見てみましょう．これはデータが表で提示されていたスライド6を修正したものです（ポイント8：表→グラフ）．このスライドを提示した場合，聞き手は発表者の意図と違う好き勝手な部分を見てしまう可能性があります．そこで，発表者が**説明する部分，強調する部分にアニメーションをつけ**てみましょう．強調のアニメーションには，「強調」効果（パルス（点滅），ズーム（拡大），フォントの色の変更など）のアニメーションを使用する以外に，強調部分に丸印や矢印をつける，該当部分の色を変更するなどの方法があります．このように強調のアニメーションを入れることで，聞き手の視線を発表者の意図に合わせて誘導でき，伝えたい内容を印象づけることができます．

③動きを表示する

想像しにくいモノの動きなどは言葉ではうまく伝えることができないことがあります．その場合は，アニメーションを使ってその動きを視覚的に示してみましょう．動きのイメージがつき，よりストレートに伝えることができます（**図27**）．

このように，情報を見やすくして理解を促すことができるアニメーションですが，複雑にアニメーションをつけてしまうと，鬱陶しく感じられるだけでなく，何が強調されているのかわかりにくくなり，逆効果になります．さまざまなアニメーションが用意されていますが，**シンプルな効果のアニメーションを数種類に絞って使用**しましょう．

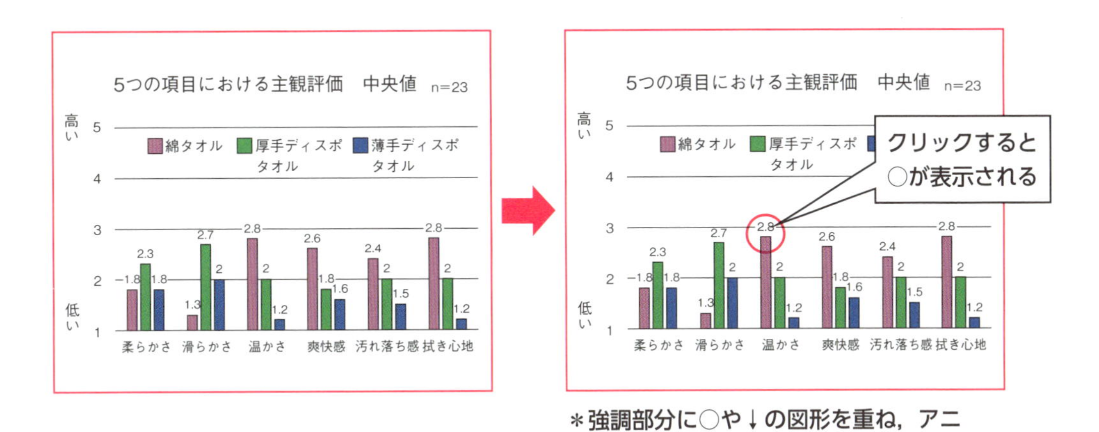

図 26　アニメーションの設定：強調

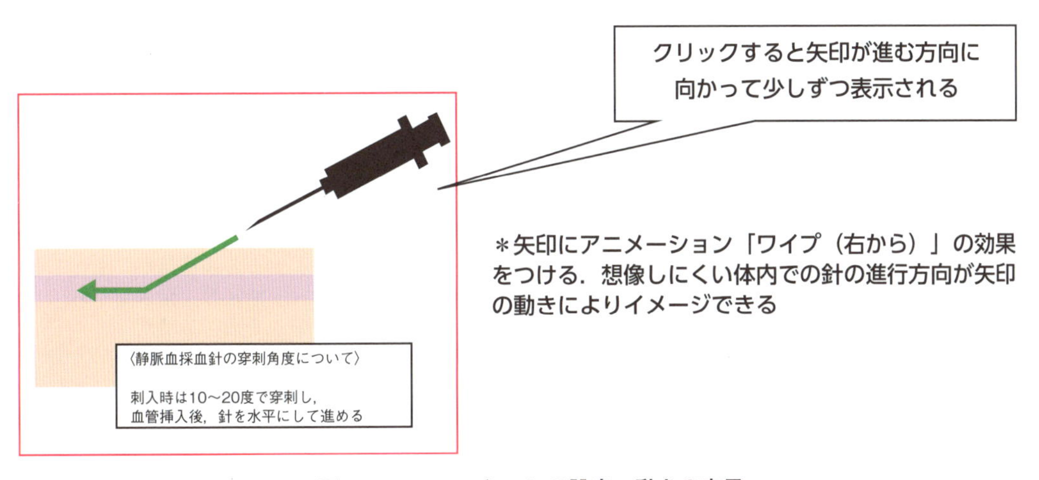

図 27　アニメーションの設定：動きの表示

6　修正後のスライドと修正ポイント

A 子さんはポイント 1 ～ 10 を参考にスライドを修正しました．修正前と修正後を比較（図 28）してみるとだいぶ違うことがわかりますね．このようにいくつかのポイントをおさえると，すっきり，はっきり聞き手に伝わるスライドに修正できたのではないでしょうか．

〈修正前〉

〈修正ポイント〉
（太字は特に重要部分を示す）

スライド1

素材・厚みの異なるタオルを用いた清拭の心地よさの違い

S大学看護学部4年　令和　A子

ポイント4：文字の書体とサイズ

タイトルの文字，氏名を大きく，はっきり

スライド2

背　景

清拭は，皮膚を清潔を保つだけでなく，爽快感などの心地よさを提供できる援助技術である．この清拭は，基礎教育（授業・実習）では，原理原則を学ぶ点から綿タオルと温湯を用いた方法で実施するが，臨床現場では感染予防の点からディスポーザブルウェットタオル（以下ディスポタオルとする）を加温して使用することが多い．

筆者は，臨床の場で行われるディスポーザブルタオルでの清拭を見学した際，心地よさを感じているのか疑問が生じた．

ポイント3：要約・視覚化

文章をキーワード/体言止め，箇条書きに

ポイント8：図の活用と工夫

タオル種類別に色を設定し，全スライドを通して使用
・綿タオル-ピンク
・厚手ディスポタオル-緑
・薄手ディスポタオル-青

ポイント4：文字の書体とサイズ

スライド3

目　的

素材や厚みの異なるタオルを用いた清拭が心地よさに関する主観評価に与える影響を明らかにする．

そのうえで，各タオルのメリット・デメリットを考慮した使用上の工夫を検討することを目的として研究を行う．

ポイント3：要約・視覚化

文章をキーワード/体言止め，箇条書きに

ポイント5：文字色の選択/強調の表示

強調点を最小限にし，1色で表現

ポイント4：文字の書体とサイズ

ポイント6：見出しの入れ方

図28　修正前と修正後のスライドの比較①

〈修正後〉

新スライド1

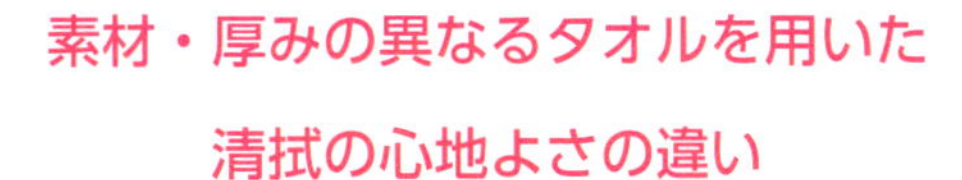

素材・厚みの異なるタオルを用いた
清拭の心地よさの違い

S大学看護学部4年　令和　A子

新スライド2

背　景

- 清拭は心地よさを提供できる日常生活援助
- 清拭タオルの種類は多様

授業・実習での方法
（原則の学習の観点から）

臨床現場での方法
（感染予防の観点から）

綿タオル

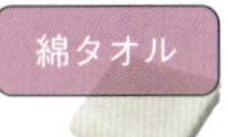

厚手
ディスポタオル

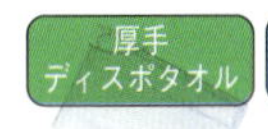

薄手
ディスポタオル

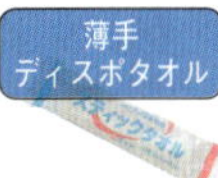

素材・厚み/加温方法に違いがある

- タオルの種類によって心地よさなどの主観評価に影響があるのではないか

新スライド3

目　的

- 素材や厚みの異なるタオルを用いた清拭が心地よさに関する主観評価に与える影響を明らかにする.

各タオルのメリット・デメリットを考慮した
使用上の工夫を検討する

図28　修正前と修正後のスライドの比較②

スライド4

方　法

研究デザイン：準実験研究

対象：同意が得られた看護学生30名

場所：室温24度，湿度55%に環境調整した実習室

調査方法：3種類のタオルによる清拭の主観評価（質問紙）
①5項目の印象：「柔らかさ」「滑らかさ」「温かさ」「密着感」
「拭き心地のよさ」　1（低い）～5（高い）5段階評価
②上記項目以外の印象：自由記述
③総合評価：「清拭時使用してほしいタオル」1種類の選択

実験手順：各被験者に3種類のタオルによる前腕部の清拭を実施する．1種類の清拭直後に，質問紙に回答してもらう．各タオルによる清拭は，対象者ごとにランダムに順番を変える．全タオルによる清拭後，「清拭時使用してほしいタオル」を1つ回答してもらう．

スライド5

清拭手順：タオルの加温方法は，綿タオルと厚手ディスポタオルは，乾いたものを55度の温湯につけ一定の力で絞り，表面温度を42度に調整した．薄手ディスポタオルは，電子レンジで500W30秒加温し，表面温度を42度に調整した（臨床現場での方法を参考に）．清拭方法は，対象者は座位で前腕部を露出し，タオルを前腕部に7秒貼用後，タオルを密着させながら2秒間で手関節から肘関節の往復させながら拭く動作を3回行った．その直後にバスタオルで覆い，水分を除去した．

統計処理：5項目の印象のデータは，5段階回答から項目別に中央値を算出した．タオル種類による比較のため，Friedman検定を行い，有意であった場合は，多重比較を行った．その他のデータは単純集計を行った．分析は，統計ソフトSPSS Statistics ver.25を用い，有意水準は5%未満とした．

倫理的配慮：対象者には事前に研究参加と辞退の自由，プライバシーの保護，データの管理方法について文書と口頭で説明し，同意を得た．本研究は，S大学倫理委員会の承認を得て実施した．

ポイント3：要約・視覚化

加温方法，実験手順の流れを図示
写真（実験の様子）を挿入

ポイント7：要素の配置

小見出し以下の要素の位置を統一

ポイント8：グラフの活用と工夫

タオル種類を色で表現

ポイント4：文字の書体とサイズ

ポイント6：見出しの入れ方

図28　修正前と修正後のスライドの比較③

新スライド4

方　法

研究デザイン：準実験研究
対　象　　　：同意が得られた看護学生30名
場　所　　　：室温24度，湿度55％に環境調整した実習室
調査方法　　：3種類のタオルによる清拭の主観評価（質問紙）

〈タオル加温方法〉

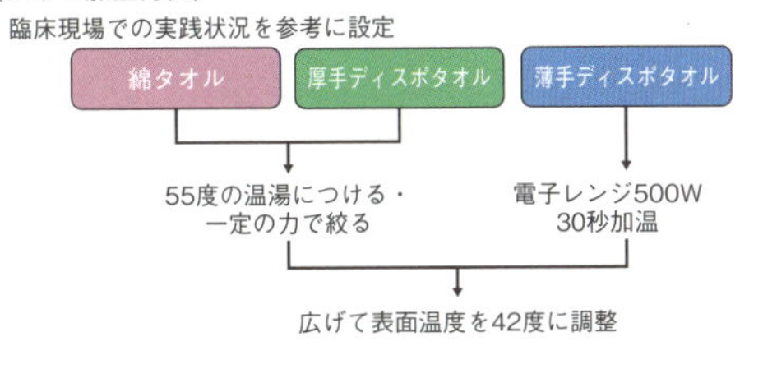

新スライド5

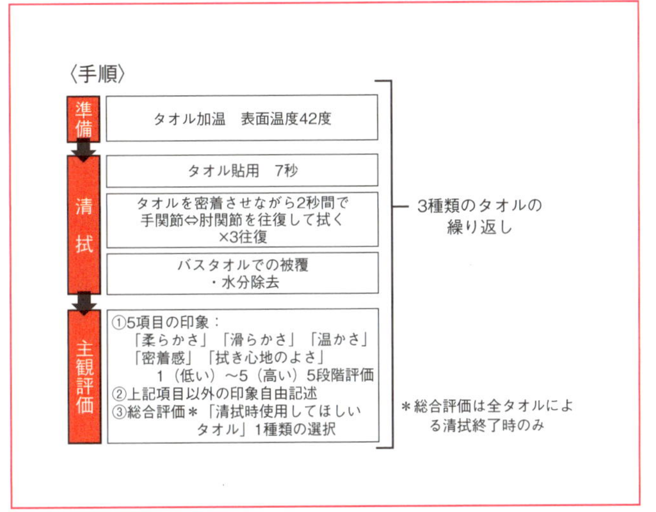

新スライド6

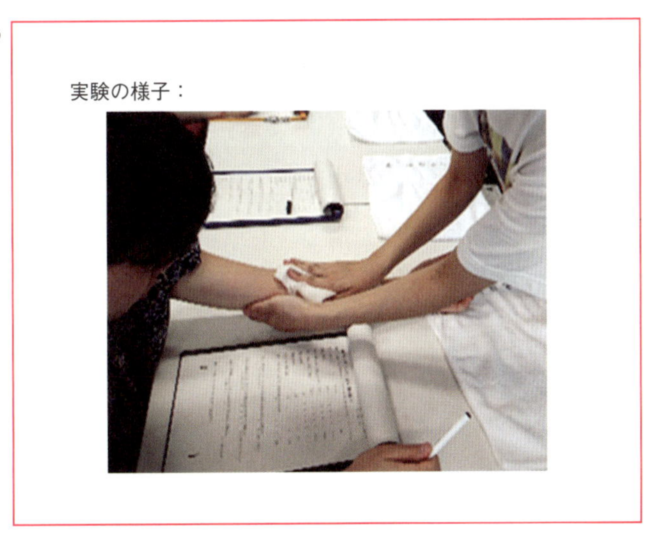

図 28　修正前と修正後のスライドの比較④

スライド6

結　果

5つの項目における主観評価　中央値　n=23

（点）

	綿タオル	厚手ディスポタオル	薄手ディスポタオル
柔らかさ	1.8	2.3	1.8
滑らかさ	1.3	2.7	2
温かさ	2.8	2	1.2
爽快感	2.6	1.8	1.6
汚れ落ち感	2.4	2	1.5
拭き心地のよさ	2.8	2	1.2

ポイント8：グラフの活用と工夫

タオル種類を色で表現

ポイント10：アニメーションの活用

強調部分にアニメーションを設定

ポイント6：見出しの入れ方

スライド7

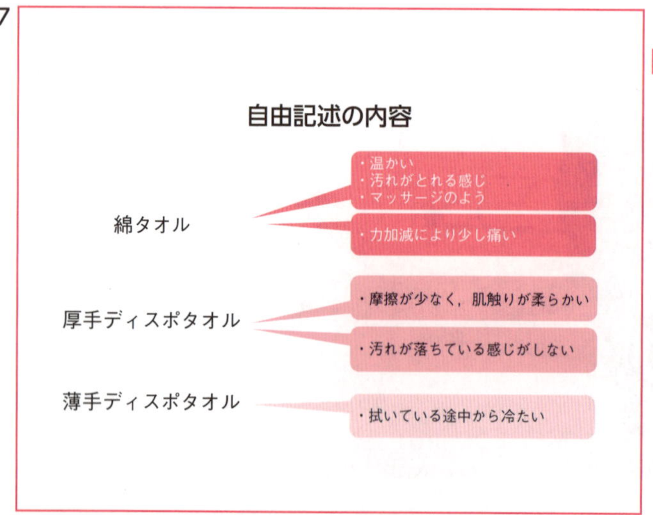

ポイント9：表の活用と工夫

肯定的意見・否定的意見を分類し表を作成

タオル種類を色で表現

図 28　修正前と修正後のスライドの比較⑤

新スライド7

統計処理：
・5項目の印象のデータ
5段階回答から項目別に中央値を算出
Friedman検定および多重比較
・その他のデータ
単純集計
統計ソフトSPSS Statistics ver.25を使用
有意水準5%未満
倫理的配慮：
対象者に事前に研究参加と辞退の自由，プライバシー保護，データ管理方法を文書と口頭で説明，同意を得た.

S大学倫理委員会の承認を得て実施.

新スライド8

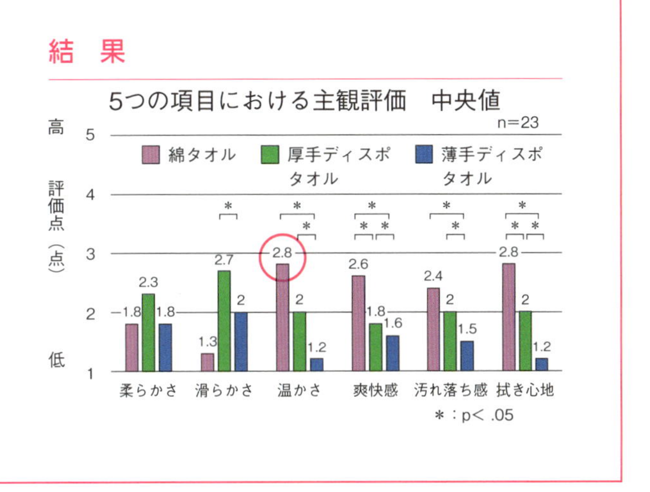

新スライド9

自由記述の内容

種類	肯定的な内容	否定的な内容
綿タオル	・温かい ・汚れがとれる感じ ・マッサージのよう	・力加減によりは少し痛い
厚手ディスポタオル	・摩擦が少なく，肌触りが柔らかい	・汚れが落ちている感じがしない
薄手ディスポタオル	―	・すぐ冷める，拭いている途中から冷たい

図28　修正前と修正後のスライドの比較⑥

スライド8

清拭時使用してほしいタオル

n=23

	綿タオル	厚手ディスポタオル	薄手ディスポタオル
使用してほしいタオル	16名 73%	5名 23%	1名 4%

理由：
温かい（温かさ），
さっぱりする（爽快感）

ポイント8：グラフの活用と工夫

全体に対する割合を表現する円グラフを選択
タオル種類を色で表現

スライド9

考　察

明らかになった各タオルの特徴から，使用場面と工夫を検討した

● 綿タオル：メリットとして，「温かさが持続」「しっかり拭かれる感じ」，デメリットとして「力加減によって痛い」「感染の危険性」があげられる．
そのため，以下のように使用するといい．
・全身・広範囲の清拭，リラックス感を与える目的のときに使用する．
・皮膚状態・対象者の好みに応じて力加減を調整する．
・適切な洗濯の実施など衛生管理に留意する．

● 厚手ディスポタオル：メリットとして，「表面が滑らか，柔らかさが気持ちいい」「衛生的」，デメリットとして「汚れ落ちの実感がない」があげられる．
そのため，以下のように使用するといい．
・皮膚が弱い特徴のある対象者に使用する．
・汚れ除去のため，せっけんやオイルを併用する．

● 薄手ディスポタオル：メリットとして，「衛生的」「手軽に使用できる」，デメリットとして「すぐ冷める，冷たい」があげられる．
そのため，以下のように使用するといい．
・細かい部位の清拭，食事前に手拭きに使用する．
・広範囲の清拭時は温湯を併用する．

ポイント9：表の活用と工夫

内容を表に整理し記載
タオル種類を色で表現

スライド10

まとめ

素材や厚みの違うタオルでの清拭は，心地よさに大きな違いがある．

それぞれのタオルの特徴を理解しながら，清拭の目的に応じて選択し，デメリットに対する工夫を取り入れながら使用していくことで，清拭本来の心地よさを提供することができる．

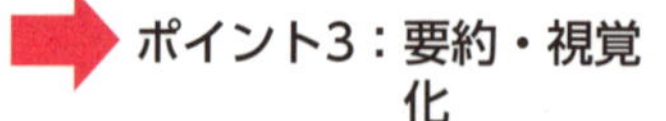

ポイント3：要約・視覚化

文章をキーワード/体言止め，箇条書きに流れを図示

ポイント10：アニメーションの活用

順を追って情報を小出しに表示

ポイント5：文字色の選択/強調の表示

ポイント4：文字の書体とサイズ

図 28　修正前と修正後のスライドの比較⑦

新スライド10

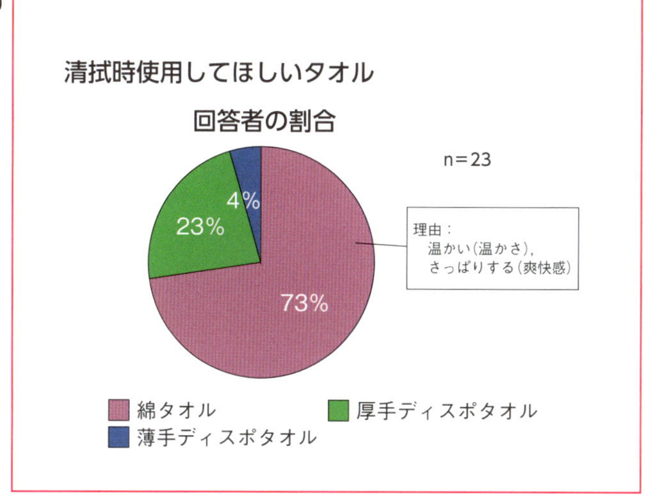

新スライド11

考　察　各タオルの特徴・使用場面と工夫

	特徴		使用場面　と　工夫
	メリット	デメリット	
綿タオル	・温かさが持続（保温性が高い） ・表面の凹凸により，汚れ落ち感，爽快感が高い ・マッサージのような感じがある	・力加減により痛い ・感染の危険 ・湯の準備が必要	・「汚れ落ち」「爽快感」「リラックス感」を与えるとき ・全身・広範囲の部位を拭くとき →皮膚状態，対象者の好みに応じて力加減を調整，適切な洗濯など衛生管理に留意
厚手ディスポタオル	・表面の滑らかさ，柔らかさが気持ちいい ・衛生的	・汚れ落ち感の実感が低い ・湯の準備が必要	・対象者の皮膚が脆弱なとき →汚れを取り除くため泡立てたせっけんやオイルを併用
薄手ディスポタオル	・衛生的 ・手軽に使用できる ・細かい部位が拭きやすい	・すぐ冷める，拭いている途中から冷たい	・手指や陰部など細かい部分を拭くとき ・対象者自身が手指や顔などを拭くとき →広範囲を拭く時は温湯を併用

新スライド12

まとめ

素材・厚みの違うタオルでの清拭：
心地よさの違い　大

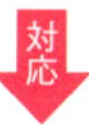

各タオルの特徴の理解
清拭の目的に応じた選択，デメリットに対する工夫

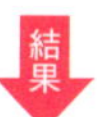

「清拭本来の心地よさ」の提供

図 28　修正前と修正後のスライドの比較⑧

7　スライドを使った発表練習と本番

スライドが完成しました，次は口頭発表の準備です．A子さんは，発表原稿を作って発表に臨むことにしました．準備にあたりA子さんは指導教員から発表原稿の作成，発表時の態度と話し方，質問への受け答えの仕方，リハーサルについてアドバイスを受けました．

1 ポイント11　発表原稿の作成

①文字数

文字数が増え，早口になると，聞き手は理解できない．**1分間に400字は超えない**ようにする（8分発表の場合，総文字数は3,200字以内を目安とする）．

②語尾

「ですます」調の**口語体**にする．

③短く簡潔な文章にする

一文が長いと理解しにくい．特に**説明的な文章は短く簡潔にする**．

④図表の説明

「結果は，この表をご参照ください」のように説明を略さない．説明が省略されると，聞き手はこの表のどこに着目したらいいかわからず，勝手な理解をしてしまう可能性がある．「この表にあるように，～のほうが高かったです」など，**そのスライドでの要点を説明**する．

2 ポイント12　発表時の態度，話し方

①服装・髪型

聞き手に対する礼儀として，**発表に相応しい服装，髪型**を整える．

②姿勢・視線

聞き手にきちんと向かい合うよう，背筋を伸ばす，顎を引くなど**姿勢を正す**．発表中原稿しか見ていなかった，ということにならないよう，発表前，中，後のせめて3回は，**意識的に聞き手に視線を向ける**．

③声の大きさ・スピード

緊張すると高音・早口・小声になる人が多い．緊張しているときほど意識的に**ゆっくり，声のトーンを下げて話す**．低音で落ち着いた話し方は聞き取りやすいだけでなく，信頼感を得られる．

④表情発表練習と本番発表練習と本番

まず**笑顔を作る**．緊張していても，まず口を緩めてみる．たとえ硬い

笑顔になっても，笑顔を作ろうとしている真摯な姿勢は聞き手に伝わる．

3 ポイント 13　質問への受け答え

質問に対して 4 つのステップで応答する．

①お礼

「ご質問ありがとうございます」など，まず自分の発表に対して興味をもってくれたこと，再度説明できる機会をくれたことに対してお礼を述べる．

②言い直し

「ご質問は，こういうことですね？」など，質問内容を自分の言葉で言い直し，質問者の意図とずれていないか確認する．

③回答

質問に対する回答（結論），その理由の順で回答する．答えられない質問に対しては，「今，それに関するデータが手元にないのですが，このあと確認して回答いたします」など，ごまかさない．指摘の内容については，「ご指摘のような解釈もできると思います．今後検討していきます」など，真摯に受け止め，自分の考えを述べる．

④確認

「これでよろしいでしょうか」など，質問に対する応答ができたか，確認する．

4 ポイント 14　リハーサル

リハーサルは，発表方法に慣れて自信をつけるだけでなく**修正可能な問題点を見つける**ことができる重要な段階である．**できる限り本番に近い環境（場所・器材）で，人を前にして，時間を計りながら，繰り返し行う**．

リハーサルで気づく問題点の例

- スライド操作に戸惑った
- 音読するとスムーズに読むことができない文章があった
- 早口になって時間を余らせた
- 語尾がはっきりせず，聞き取りにくいと指摘を受けた
- 一度も聞き手の方に視線を向けることができなかった
- 寄せられた質問への回答に躊躇した

リハーサルで出た質問は本番でも出る可能性がある．リハーサルを行うことで，質問に対する回答の準備ができ，また受け答えの仕方も確認できる．

A 子さんは，発表原稿を作成したあと，実際の会場で，研究内容を知らないクラスメイトに聞き手になってもらいリハーサルを行いました．時間を計りながらスライドを映写して発表練習をした結果，“早口になってしまい，聞きとりにくい”“スムーズに読むことができない文章がある”“表情が硬い”といった問題が見つかりました．

A 子さんは，これらの問題点をふまえ，自宅で何度も声を出して発表の練習をしてから，本番を迎えました．発表直前はとても緊張したものの，頑張って準備をしてきたという自信もあり，落ち着いて発表ができました．発表会終了後，多くの参加者から「研究内容がわかりやすかった」「発表スライドが見やすかった」「発表態度がよかった」と高い評価を受けました．

ここでは，A 子さんの研究発表におけるスライド作成を中心にプレゼンテーションのポイントを列挙しました．研究発表以外の場面でも広く使えますので，ぜひ活用してください．

8　ポスターの作り方のキホンとコツ

ポスターを作るのもスライドを作るのも一緒，と思っていませんか．基本的には同じですが，ポスターならではのコツがあります．まずは，主に前項で説明したスライド作成との違いを説明します．

掲示板のサイズを確認しましょう．口演のスライドが時間内であれば何枚にでも調整できるのに対して，ポスターの枚数は掲示スペースの大きさに限定されます．一般的に横 90 ～ 100cm × 縦 180 ～ 200cm です．ときどき幅や高さが変わるだけでなく，横向きの掲示が求められることもあります．掲示板をはみ出して貼ることはマナー違反ですので，事前に必ず確認して指定されたスペース内で掲示しましょう．

掲示スペースがわかったら，何枚の用紙が貼れるか計算してみましょう．**図 29** は 90cm × 200cm の掲示スペースに A4 用紙を貼ったときのイメージです．おおよそ 18 ～ 21 枚（下の方は見えにくいので，できれば避けたい）貼れます．また，A0 用紙を使用した 1 枚モノのポスターもあります．用紙の境目を気にせず，自由にレイアウトでき，見映えがよいです．ただし，一般的なプリンタでは印刷できませんので，専用のプリンタがある環境でなければ業者に依頼する必要があります．

ポスターの枚数の上限を決めたら，作成を始めましょう．

限られた枚数の中で，研究の「背景」「目的」「方法」「結果」「結論」をまとめなければなりません．おおよその目安として，「背景」と「目的」で 2 ～ 3 枚，「方法」で 2 ～ 3 枚，「結果」5 ～ 6 枚，「考察」2 枚，「結論」1 枚でしょうか．掲示スペースは限られますが，その中をどのように使うかは自由です．枚数に応じて，配置も工夫してみましょう．

わかりやすいポスターを作成するためには，どうしたらよいでしょう

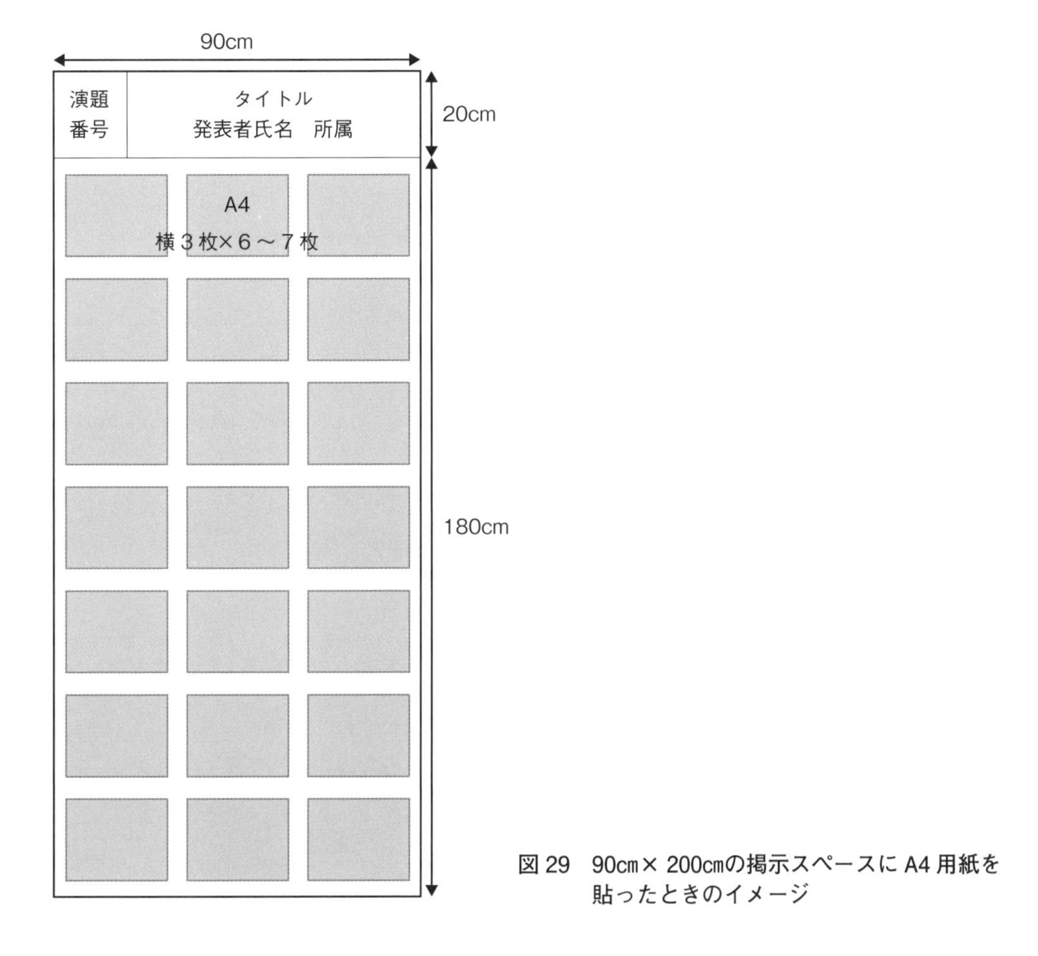

図 29　90㎝× 200㎝の掲示スペースに A4 用紙を貼ったときのイメージ

か．まずは，参加者の関心を捉えてみましょう．

●ポスターでの発表を見る参加者の関心

A. 興味・関心のあるポスターをじっくり見たい　（関心＋＋＋）
B. おもしろそうな発表がないか探している　（関心＋）
C. ただなんとなく歩いている　（関心？）

Ａの人は，積極的に見たい，研究者と交流したいという意欲があるので，ポスターにぐっと近づいて細部までよく見てもらえるでしょうし，ポスターに記載された内容をじっくり見て理解してもらうことが可能でしょう．ＢやＣの人の興味・関心を引くためには，見てみたい，と思わせる工夫が必要です．示説発表では常に発表者がいるわけではありませんので，興味・関心を引くインパクトと発表者と交流しなくても見ただけで伝わる丁寧な説明の両方のバランスが大事です．

では，わかりやすいポスターを作成するコツを考えていきましょう．次の２つのポスターを見比べてみましょう．AO 用紙を使ったポスターの改善前（**図 30**）と改善後（**図 31**）です．

高齢患者を受け入れる医療療養病床で取得したい情報
−急性期病床からの転入に関連して−

背景と目的

地域包括ケアシステムの推進にあたり，高齢者の急性期医療の場から継続療養施設への安全で円滑な転入の促進が求められている．高齢患者の転入は，診療報酬の改定や医療システムの改定によって関わる状況が変化しており，急性期病床と継続療養施設での情報共有が課題となっている．

そこで本研究では，**医療療養病床において，病棟看護師が急性期病床から取得したい情報**を明らかにする．

方法

対象　関東圏内の研究協力が得られた3ヶ所の医療療養病床に勤務する看護師5名

データ収集　インタビューガイドを用いた半構造化面接

調査時期　平成29年8月〜9月

分析　インタビュー内容を逐語録とした．逐語録から「取得したい情報」と「目的」「タイミング」に焦点を当て関連する事柄を抜出し，内容の類似性によって整理した．

倫理的配慮　病院管理者の許可を得て，対象に目的，方法，同意撤回等を説明し，協力の同意を書面で得た．研究者所属機関の倫理委員会の承認を受けて実施した．

インタビューガイド
1. 看護師経験年数，療養病床での経験年数を教えてください．
2. 急性期病床から転入する高齢患者について急性期病床との情報共有はどのように行っていますか．
3. 急性期病床との情報共有に関連して，困っていること，気になることはありますか．それは，なぜですか．
4. 困っていること，気になることについて，対処していることがありますか．ありましたら，具体的に教えてください．

結果

対象者は，医療療養病床での経験年数が10年以上の看護師であり，管理職者を含んだ．転入する高齢患者に関する基本的な情報（年齢，疾患，既往，治療，ADL）は転入前に書面で得られていた．特に転入時に取得したい情報は表1に示す通りである．その目的を吹き出しに示す．図は，急性期病床から医療療養病床への転入時の情報の流れを示す．

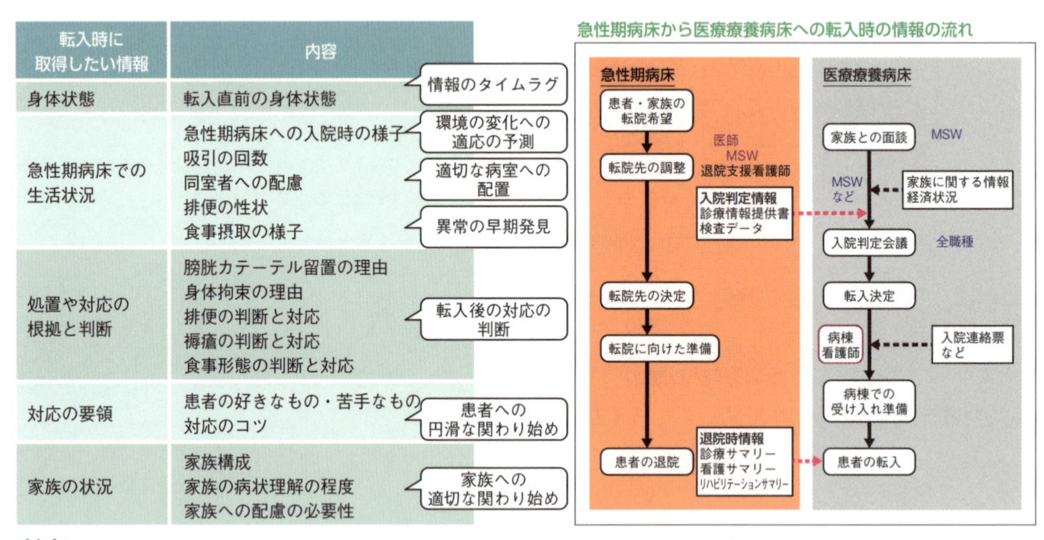

転入時に取得したい情報	内容
身体状態	転入直前の身体状態
急性期病床での生活状況	急性期病床への入院時の様子 吸引の回数 同室者への配慮 排便の性状 食事摂取の様子
処置や対応の根拠と判断	膀胱カテーテル留置の理由 身体拘束の理由 排便の判断と対応 褥瘡の判断と対応 食事形態の判断と対応
対応の要領	患者の好きなもの・苦手なもの 対応のコツ
家族の状況	家族構成 家族の病状理解の程度 家族への配慮の必要性

考察

◆ 医療療養病床の看護師が高齢患者を受け入れる際に急性期病床から取得したい情報は，転入当初のアクシデントを予測し対応する準備，異常の早期発見や転入後の医療療養病床での対応の判断，患者と家族に円滑に適切に関わり始めるために活用したいとする内容であった．

◆ 医療療養病床では，多くの状況で患者自身の言葉で情報収集が困難であり，普段の様子との比較から判断を必要とすることが多い．そのため，医療療養病床の看護師は，生活の様子や判断の根拠を知ることを重視していると考えられる．

◆ 高齢患者の医療療養病床への転入時には，年齢や病名，治療，ADLに加えて，医療療養病床での長期療養を見据えたケアに関連する情報の提供が求められていると言える．

◆ 取得したい情報として明らかになった内容は，現状では急性期病床から伝達されていない，あるいは不足すると医療療養病床の看護師に認識されており，不足する情報は，高齢患者の転入後に新たに収集して対処していた．特に，家族の状況については急性期病床の看護師から伝達されることは少なく，MSWから情報収集していた．

◆ 急性期病床と医療療養病床では病床の役割機能が異なり，重視している情報の種類が異なる現状が推測される．まずは，転入当初に起こりやすいアクシデントを共有し，防止に向けた情報共有のあり方を検討すること，高齢患者に継続したケアを提供するために，急性期病床での生活の様子や対応の根拠が明確に伝えられることが必要であると考えられた．

本研究は，JSPS科研費（基盤研究C）15K11760の助成による．

図30　改善前のポスター

高齢患者を受け入れる医療療養病床で取得したい情報
－急性期病床からの転入に関連して－

背景と目的

- 高齢者の急性期医療の場から継続療養施設への安全で円滑な転入の促進が求められる
- 診療報酬の改定や医療システムの改定など高齢患者を取り巻く状況が変化し，急性期病床と継続療養施設での情報共有が課題

医療療養病床において，病棟看護師が急性期病床から取得したい情報と目的は何か？

方法

対象	関東圏内の３ヶ所の医療療養病床に勤務する看護師5名
データ収集	インタビューガイドを用いた半構造化面接
調査時期	平成29年８月～9月
分析	インタビュー内容から，取得したい情報，目的を抽出し，目的について，何に活用するのかを整理した.
倫理的配慮	研究者所属機関の倫理委員会の承認を受けて実施した.

インタビューガイド
1. 急性期病床との情報共有はどのように行っているか
2. 急性期病床との情報共有に関連して，困っていること，気になることはあるか．それは，なぜか
3. 困っていること，気になることについて，対処していることがあるか

結果

- ✓ 対象者は，医療療養病床での経験年数が10年以上の看護師，管理職者を含む
- ✓ 転入する高齢患者に関する基本的な情報（年齢，疾患，既往，治療，ADL）は転入前に書面で得られる

急性期病床からの転入時に取得したい情報の内容と目的

転入時に取得したい情報	内容	目的
身体状態	転入直前の身体状態	情報のタイムラグの補完
急性期病床での生活状況	急性期病床への入院時の様子 吸引の回数 同室者への配慮 排便の性状 食事摂取の様子	環境の変化への適応の予測 適切な病室配置 異常の早期発見
処置や対応の根拠と判断	膀胱カテーテル留置の理由 身体拘束の理由 排便の判断と対応 褥瘡の判断と対応 食事形態の判断と対応	転入後の対応の判断
対応の要領	患者の好きなもの・苦手なもの 対応のコツ	患者への円滑な関わり始め
家族の状況	家族構成 家族の病状理解の程度 家族への配慮の必要性	家族への適切な関わり始め

何に活用するか
- 転入当初のアクシデントを予測し対応する準備
- 異常の早期発見
- 医療療養病床でのケアに向けた対応の判断
- 患者・家族との良好な関わり始め

線は目的と対象者が何に活用しようとするのかの関連があることを示す.

考察

- ◆ 医療療養病床では患者自身の言葉で情報収集が困難であり，普段の様子との比較から判断を必要とすることが多いため，医療療養病床の看護師は，生活の様子や判断の根拠を情報として得たいと考えられる.
- ◆ 高齢患者の医療療養病床への転入時には，年齢や病名，治療，ADLに加えて，医療療養病床での長期療養を見据えたケアに関連する情報の提供を求めていると考えられる.

結論

- ◆ 高齢患者の転入時には，身体状態や生活状況，処置や対応の判断根拠，対応の要領，家族の状況について，具体的な情報提供を求められる.
- ◆ 医療療養病床の看護師は，転入当初のアクシデントの予測や長期療養を見据えて，急性期病床からの情報提供を求めている.

図 31　改善後のポスター

受ける印象が違うと思います．主に変更したのは以下の3点です．

- 文字の大きさ，太さ，色
- 文章の長さ
- 言いたいことを強調する（伝えたいことの取捨選択）

1 文字の大きさ・太さ・色

抄録の内容をそのまま貼り付けてしまいがちですが，全部貼り付けるために，文字を小さくしてはいけません．見やすい文字の大きさを心がけましょう．目立たせたいところは，太字にすることや，色を付けたり，囲むことで強調できます．ポスターでは，全体を見渡して強弱をつけることが可能です．

2 文章の長さ

抄録の文章をそのまま貼り付けるととても長く，見にくくなります．文章の要点は何か，伝えるべき情報は何かを整理して，言葉を洗練しましょう．インパクトのある言葉，参加者に訴えかけるフレーズがあると目に留まりやすいでしょう．目的を端的に表現することもお勧めです．逆に，目立たなくてもよいけれども，しっかりと近づいて見てくれる人には知らせたい情報は多少小さくなっても，文字で記述しておくと，参加者の理解に役立ちます．ポスターの前に常に発表者がいるわけではありませんので，図や表を使用する場合には，説明しなくてもわかるように説明書きがあるとよいでしょう．

3 言いたいことの取捨選択

ポスター発表では限られた紙面で，参加者へ研究のストーリーを伝えなければいけません．何が言いたいのかを整理して，一部分のみを選択して発表することも必要です．研究のストーリーを伝えるときに，順番に見て理解できることを意識して，参加者の視線が一定方向に流れるような配置をするとよいでしょう．例示したポスターでは上から順に配置し，真ん中に結果を配置しています．改善前には結果に2つの図を使用しましたが，1つの結果に絞ることでスペースを広く確保できました．一番見やすいところに強調する内容を配置することも忘れず考慮してください．

9　作成したポスターを最大限に活用した発表

ポスターが完成したら，発表の準備をしましょう．示説発表の方法はさまざまです．口演発表と同じように座長がいて発表時間が設けられる場合，発表者がポスターの傍らに立ち参加者が自由に歩き回っている場合，掲示時間だけが指定されている場合の3パターンがあります．作成したポスターを最大限活用して，参加者に研究の成果を十分に伝えること，研究のさらなる発展に向けて意見交換できる発表になることを目指しましょう．

座長がいて発表時間が設けられる場合は，口演発表の場合と同様に発表原稿を作成して，説明できるように準備をしておくとよいでしょう．短時間で行われることが多いので，口演発表よりも要点を絞る必要がありますし，参加者が目の前にいる状況ですので，想像以上に緊張するかもしれません．周りを取り囲まれるような環境のこともあります．

発表者がポスターの傍らに立ち参加者が自由に歩き回っている場合は，ぜひ，積極的に研究の成果を参加者とディスカッションしましょう．興味や関心がありそうな参加者が来たら，ぜひ話しかけてください．ちょっとでも足を止めてもらえたら，「ご説明しましょうか」などと声をかけてみてもよいです．参加者が発表者に声をかけるのをためらっていることもあります．せっかくの発表時間ですので，立って待っているだけではもったいないです．

掲示時間だけが指定されている場合（最近は少ない気がしますが），参加者は研究者と話がしたいと思っていても，なかなか会えないことがあります．そのような場合，研究者の参加時間を掲示することや，連絡先を掲示することで参加者と交流をはかることができます．

有意義な発表となるよう，自ら工夫しましょう．

●参考文献

1）前田樹海：臨床ナースから看護研究者まで 研究発表のプレゼン　もっとよくなります！．日本看護協会出版会，2016

2）及川慶浩：思わずみんなが目をとめる 看護研究ポスターセッション．メディカ出版，2010

3）齊藤裕之，佐藤健一 編：医療者のための伝わるプレゼンテーション（JJN スペシャル）．医学書院，2010

4）宮野公樹：研究発表のためのスライドデザイン―「わかりやすいスライド」作りのルール．講談社，2013

5）中村好一：基礎から学ぶ楽しい学会発表・論文執筆．医学書院，2013

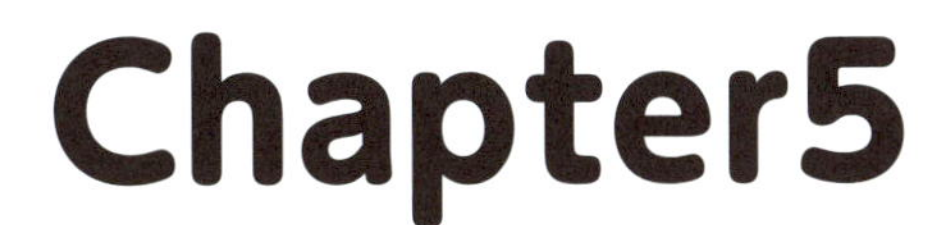

カンファレンスや日々の申し送りでのプレゼンテーション

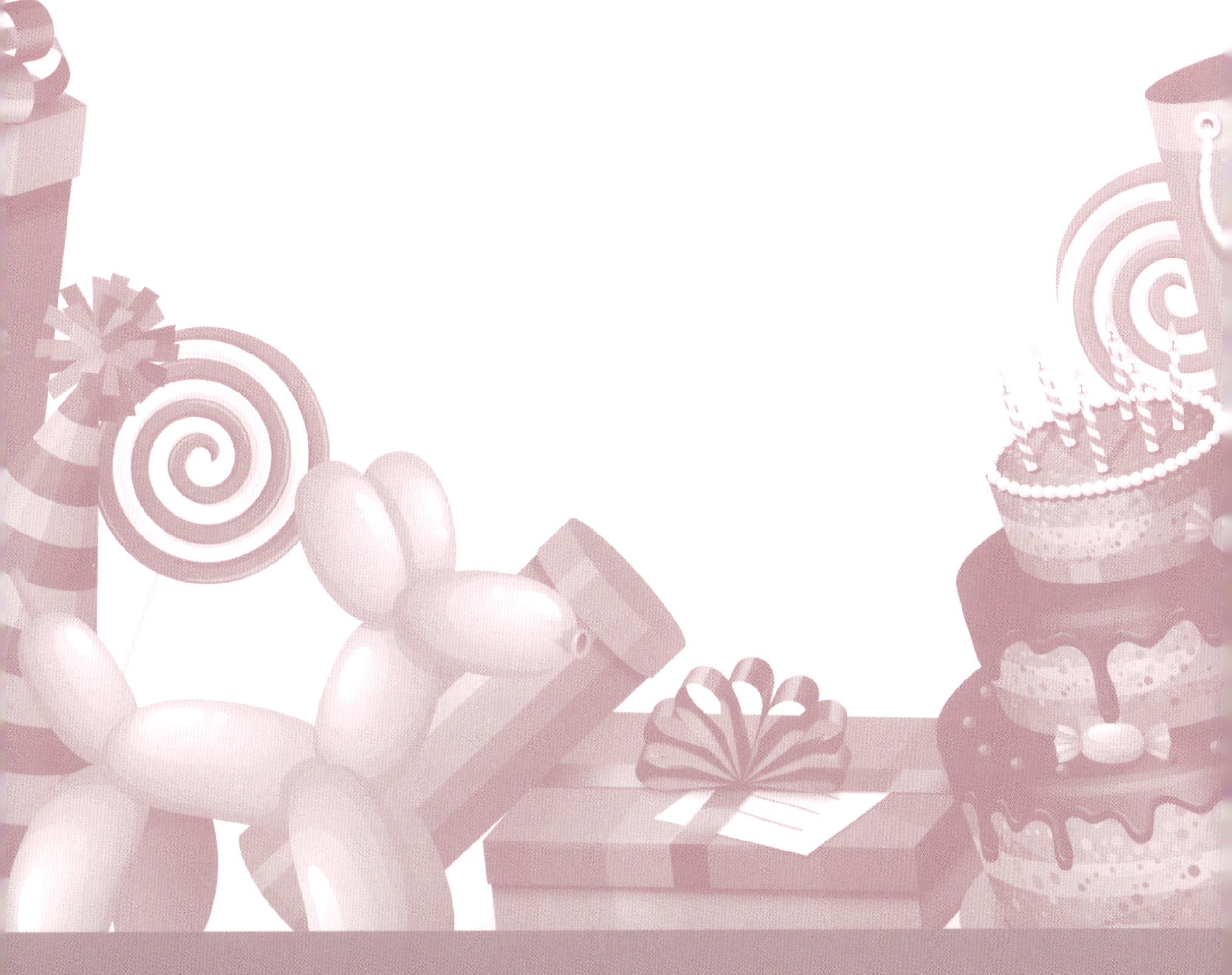

1 カンファレンス

カンファレンス（conference）は会議，相談，協議などを意味します．看護ではカンファレンスという言い方以外に，ミニカンファレンス，看護カンファレンス，業務カンファレンス，ケアカンファレンス，ケースカンファレンス，事例検討カンファレンス，症例検討カンファレンス，拡大カンファレンス，合同カンファレンスなど，いろいろな呼び方があるようです．参加メンバーは看護師のみの場合もあれば，医師と看護師，多職種などさまざまです．

いずれのカンファレンスも，何らかの議題について参加者が意見交換をすることがほとんどです．ここでは，入院中の患者への対応について日々行われるカンファレンスと，学習的な要素が強いカンファレンスでのプレゼンテーションを取り上げます．

1 ケアカンファレンス

メンバーは看護師のみで，日勤帯に30分程度で行われるカンファレンスです．チームに分かれて行われたり，夜勤に備えて病棟全体で行われたりします．

このカンファレンスの目的は大きく2つあります（**表1**）．1つは重症，急変，事故，緊急・突発的な状況などについての情報交換や看護計画の確認です．もう1つはケアの方向性や退院準備などの検討です．

表1 ケアカンファレンスの目的

	目的	話し手に求められること	期待される結果
パターン1	情報交換，看護計画の確認	的確な情報提供 他者が必要とする内容	複数の看護師で患者を看る ほかの看護師の協力を得る
パターン2	ケアの方向性，退院準備などの検討	話題提供 他者が思考できる内容	議論 学習

前者の場合，話し手に求められるのは的確な情報提供です．患者1人ひとりの申し送りを廃止した病棟では，全体の申し送りで概要が伝えられていれば日勤帯で得られた新たな情報だけで十分です．しかし，申し送りによる伝達がなく，メンバーに深夜勤者がいる場合は，昨日（または数日）の状態，観察やケアのポイント，医師の指示なども伝えたほうがいいかもしれません．メンバーは患者についてどの程度の情報を知っているか，どの程度の情報を知っておけばナースコール対応や夜勤で困らないかなど，顔ぶれによって内容を考えます．メンバーは新人かベテランか，ベテランであればリーダーをする立場か否か，昨日までの勤務（休暇など），対象患者を受け持ったことがあるか否かなどによって，もっている情報に差がありますので，それを見極める必要があります．メンバーが知っている情報を伝えるのは時間の無駄です．また，知らな

い情報であっても記録を見れば済むこともあります.

情報が伝達されることによって患者の状態が共有され，複数の看護師で患者を看ることが可能になります．そのため，カンファレンスでのプレゼンテーションは「どのように」という伝達方法の工夫よりも，「誰に」「何を」つまり「他者が必要とする内容」を伝えることが重要です.

例えば，頻脈が続いている重症患者のバイタルサイン，夜間せん妄のため徘徊しほかの階の病棟で保護された患者の今日の様子，今日から治療が変更になった患者の痛みの状態など，必要とされる最新の情報を厳選します.

カンファレンスでのプレゼンテーションによって，ほかの看護師の協力を得ることが可能になります．重症患者の痰の吸引が頻繁だと報告することにより，代わりにほかの患者のナースコールの対応をしてくれたり，重症患者をときどき見に行ったりして，必要に応じて吸引をしてくれるかもしれません．不穏の患者が昼間も徘徊しているという報告を聞いて，廊下を歩いているその患者に声をかけてくれるかもしれません．自分に代わって，治療が変更になった患者の痛みの観察をして，様子を教えてくれるかもしれません．本来は協力してほしいことは言葉で明確に伝えるべきですが，たとえ情報伝達しかできなかったとしても，先輩看護師は状況を察してフォローしてくれます．このようにカンファレンスでのプレゼンテーションは，看護師のその後の行動につながるものであり，看護師チームとして機能するための働きかけでもあるのです．手伝ってもらっては申し訳ないと思うかもしれませんが，チームで患者を看るということは，患者の目標達成のために協力し合うことですので，手伝った看護師は患者に最善を尽くすという看護師本来の役割を果たしているのです.

後者は，対応が難しい患者・家族のアセスメントや看護計画，末期患者の退院準備など，プライマリナースがメンバーに助言・検討してほしい場合です．話し手に求められるのは話題提供です．情報だけではなく自身の考えや疑問を伝え，議論を促します．ただ，勤務中のカンファレンスは多くの時間をとれませんので，簡潔に話す必要があります．この場合は，「誰に」「何を」つまり「他者が思考できる内容」を伝える必要があります．看護師が慣れている「情報」「アセスメント（看護問題，看護目標を含む）」「方法（具体策）」という思考を活かすと伝わりやすくなります.

大腿骨頸部骨折により人工骨頭置換術を行ったあと，昼夜逆転が起こり夜間に大声を上げるなどの不穏が見られる患者について，どのようにアセスメントすればいいのか，意見を聞くことにしました．不穏が見られているということはみんな知っていますが，看護計画が立案されていないため，現在は観察のみ行っています．あなたは，ケアによって不穏が改善されるのであれば積極的にかかわりたいと思っています．しかし，病院という特殊な環境の中では改善は難しいということであれば1

日でも早く退院して家族と暮らせるように医師や家族と相談し，退院までの間は安全を最優先にしたいと考えています．いずれにしても昼夜逆転を改善するために日中の覚醒を促す必要があるだろうと思うものの，患者の経過についてのアセスメントができないため，看護の方向性が定まらず，方法を選択できずにいます．あなたの頭の中を整理すると，**図1**のようになります．

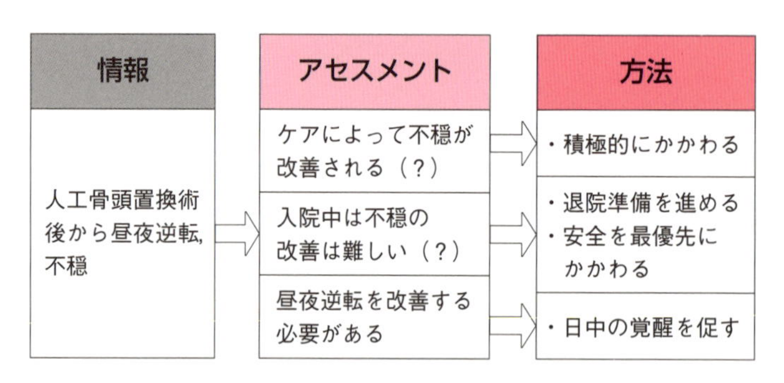

図1　情報，アセスメント，方法を整理してみる

あなたの話を聞いて，ベテランナースは年齢や手術後の経過，職業，家族との関係や過去の経験から総合的に判断したことを話し，新人は学校で習ったばかりの知識から，認知症を発症した可能性と初期の認知症の対応について話すかもしれません．議論のあと，リーダーやベテラン看護師の意見に収束するか，認知機能の状態について医師の意見を聞くことになるか，あとで計画を見てくれるように依頼するか，どのように話し合いが終了するかはわかりませんが，このようなカンファレンスは参加したスタッフにとっても学ぶ機会になります．

ただし，単に「アセスメントがわからないので意見をください」では，あなたは人の意見を聞くだけの受け身の立場になってしまい，プレゼンテーションをしたことにはなりません．自分の考えを伝えることによって，議論の種をまくことができるのです．

教育的配慮のある看護師は，自分の考えは整理できていたとしても，若いスタッフを育てるためにあえて疑問が生じるようなプレゼンテーションを行い，思考を促すこともあります．

中堅看護師のあなたは「5号室の大部屋の女性の患者さんたち，仲が良いのですが，医師や看護師の噂話ばかりしていて，治療効果が下がる可能性がありますので，バラバラにしようと思っていますが，みなさんはどう思いますか」と投げかけてみます．カーテンを開けて4人でよくおしゃべりをしていますが，医師や看護師のことをどのくらいよく知っているか，自分に有利な情報をどのくらい医療者から情報を引き出すことができるかを競い合っているような様子が伺えます．たとえ同じ病気で同じ治療を行っても，治療効果は異なりますので，誰かの情報を鵜呑みにされるのは困ると考えています．しかし，このような状況に対する対応には正解はありません．そのため，正解を導き出すことではなく，議論して合意することに意味があるのです．たとえ，今すぐには部屋替えはしないということになったとしても，参加したスタッフに対して，ほかの部屋も含めて患者同士の関係を観察し，それぞれの患者にとっていい環境を作るという看護師の役割を自覚させることにつながります．

たった一言がプレゼンテーションといえるのか，疑問に思う方もいるかもしれませんが，本書では，話す場面，話す量，話すときに使う道具などに規定せず，伝達・報告，説明，申し送りなど，人に何かを伝えることを幅広くプレゼンテーションとして捉えています．疑問や質問のような言葉であっても，人の思考を刺激し，人の行動を変える力があるものは意図的な働きかけであり，プレゼンテーションと考えます．

2 事例検討カンファレンス

事例検討カンファレンスは，退院した患者やじっくり検討したい入院中の患者などを取り上げ，勤務時間外に1時間程度の時間をとって行われることが多いようです．多職種で行うこともあります．受け持ちがプレゼンテーションし，そのあと，意見交換をしながら振り返りをしたり，ケアの方向性を検討したりします．患者が亡くなった場合はデスカンファレンスと呼び，かかわった専門職が感情を振り返り，悲しみを癒すために行うこともあります．

事例検討カンファレンスは，ケアカンファレンスの後者の拡大版です．事例検討のテーマを自身で設定し，テーマ選定の理由，事例紹介，アセスメント，看護上の問題，看護目標，看護の実際，患者の反応・変化，考察（文献により項目名や順序が異なります）を説明します（詳細は拙著『はじめて学ぶケーススタディ（総合医学社）』をご覧ください）．事例検討カンファレンスは学習的な要素が強いため，振り返ってみて気づいたことや考えを修正したことなどを伝え，聴衆の思考を刺激します．アセスメントには知識や経験に基づく自身の考えや価値観が表出されますので，間違ったことを言うと恥ずかしいとか，この程度しか患者を理解できていないのかと思われたくないという気持ちが湧くかもしれません．しかし，アセスメントには正解があるわけではありません．「どのような情報からなぜそのように考えたか」をしっかり自問自答していれば，他者からの質問や意見の意味は理解できます．一度は自身も考えた内容であれば，その考えを採用しなかった自分なりの理由を伝えることで，議論は深まります．全く考えもしなかったような内容であれば，逆に発言者になぜそう考えたのかを質問し，アセスメントの違いによりケアはどのように変わるか，どのように考えることが患者に最善かという方向に議論を進めることもできます．Chapter 3で説明した論理的思考でも，アセスメントは1つの構成要素であることを示しているように（42頁参照），事例検討カンファレンスでのプレゼンテーションでは理由を伝えることは必須です．

2 申し送り

次の勤務者に患者の情報を伝えるとき，情報をどのように組み立てているでしょうか．申し送りを廃止した病院が増えていますので，申し送りをしたことがないという人は，患者の状態をリーダーに伝えたり，カンファレンスで患者についてメンバーに話したりする場面を思い出してください．

夜勤帯の 19 時 50 分頃，患者の A さん（80 代）の家族からナースコールがありました．行ってみると，A さんが強い悪寒を訴えているので，布団を追加してほしいと娘さんに言われました．A さんは赤い顔をしており，体温を測ると 39.6℃でした．主治医に連絡し，20 時 10 分に指示の××座薬を投与しました．医師が血液培養（血培）をとり，20 時 40 分から○○抗生剤が開始になりました．A さんは強いだるさを訴え，トイレに行くのもつらいようです．トイレ以外は寝ています．家族は消灯の 21 時まで付き添っていましたが，何度かナースコールを押してきました．食事をしたくないと言っているが下膳してもいいか，水分は水でもお茶でもジュースでもいいのか，夜は付き添えないが大丈夫かと心配していました．家族が帰る頃に発汗し始めて，21 時に体温は 38℃に下がりました．大量に発汗したため，水分摂取を促し，簡単に清拭をして下着とパジャマを着替えました．体熱感が強かったため，頭と腋窩に氷嚢をあてました．ほかの患者の対応もあるので，20 時～ 21 時までドタバタでした．夜中は浅眠の様子でしたが，特に訴えはなく，開眼しているときは水分を促したり，体温を測ったりしました．高齢なので急変の可能性があると思い，30 分に 1 回訪室しました．朝までの間に意識状態の悪化はありませんでした．体温は 38℃台で経過し，今朝 6 時のバイタルサインは 38.4℃，脈拍 92 回 / 分，血圧 154/84mmHg，呼吸 28 回 / 分でした．氷嚢も氷枕もすでに溶けて，外していました．本人の希望により頭部の氷枕を交換しました．氷嚢を腋窩にあてるのは慣れていないこともあり，あまり気持ちよくないけれど，氷枕は気持ちがいいと言っていました．朝食は食べたくないというので，牛乳だけ残して下膳しました．7 時半に見に行ったときはうとうとしていました．

この状況を日勤者に報告します．**図 2** に A さんが発熱した状況に関連する要素を整理しました．

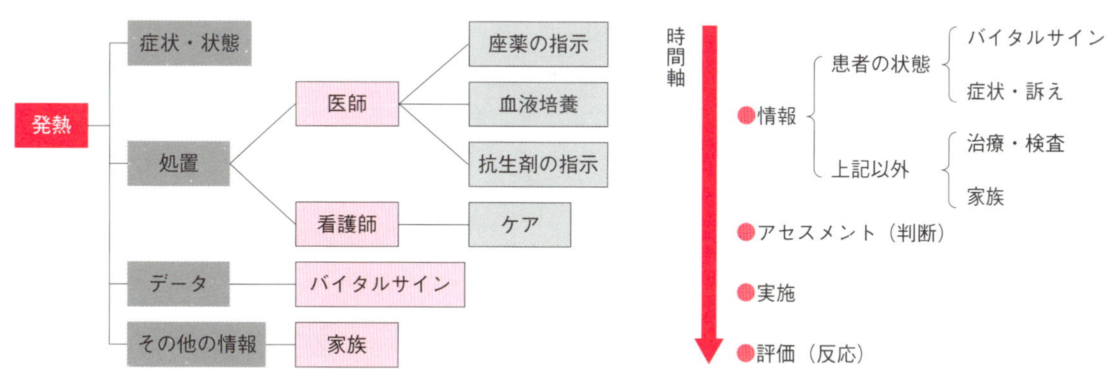

図2　A さんが発熱した状況に関連する要素

図3　A さんが発熱した状況を説明するための話の軸

要素ごとに伝えるのではなく，これらの要素と時間経過での変化を伝える必要があります．話の流れを作るための軸は看護過程の思考である「情報収集」「アセスメント（判断）」「実施」「評価（反応）」です．**図2**を組み立て直すと，**図3**のようになります．

この軸に沿って，申し送りの内容を整理しました（**表2**）．

日勤の看護師にとっては，夜勤からの申し送りはすべて「情報」です．そのため，日勤の看護師がアセスメントしやすい内容と量を考えて，伝えます．申し送りでは，自分の判断を省略し，事実だけを伝えることもあるようです．

日勤の看護師は，申し送りの情報をもとに，**表3**のような判断をして看護計画を立てました．

これらはあくまでも申し送りで得られた情報による判断であり看護計画ですので，訪室して A さんの様子を確認して計画を修正しますが，

表2　申し送りの軸と内容

申し送りの軸	申し送りの内容	要素
情報	A さんは昨日 19 時 50 分に 39.6℃の熱発がありました．主治医の指示で 20 時 10 分に××座薬を投与しました．血培をとり，20 時 40 分から○○抗生剤が開始になりました．倦怠感が強く，トイレ以外は寝ています．21 時までご家族が付き添っていました．21 時に 38℃に下がりましたが大量の発汗があり，体熱感が強かったため，	・熱発の状況 ・処置 ・症状・状態 ・家族
アセスメント（判断）	（気持ちよさをもたらす，高熱を下げる，脱水を予防する，入眠を促す）	
実施	水分摂取を促し，簡単に清拭して寝衣交換し，頭部と腋窩に氷枕と氷嚢をあてました．	・ケア（飲水援助，清拭，寝衣交換，冷罨法）
評価（反応）	今朝は 38.4℃，脈拍 114，血圧 154 の 84，呼吸 28 回です．	・バイタルサイン
情報	今，うとうとしています．朝食はいらないと言うので	・状態
アセスメント（判断）	（高熱のため消化機能が低下し食欲がないのだろう，今は無理に食事をしなくてもよい，脱水を予防する）	
実施	牛乳だけ残して下膳しました．今朝，氷枕を交換しました．	・ケア（下膳，冷罨法）

表3　日勤の看護師の判断と看護計画

判断	看護計画
抗生剤を正確に投与し，効果を確認する．今朝も氷枕を交換したということは，まだ体熱感があるのかもしれない． 血培の結果が出るには数日かかるが，結果によって治療が変更になる可能性がある．	・抗生剤の時間の指示の確認 ・発熱の観察 ・体熱感の観察 ・冷罨法 ・血培の結果を確認
高齢のため，急にバイタルサインが変動するかもしれない．	・バイタルサインの観察
A さんは，なぜ急に発熱したのか，病状が悪化するのではないかと不安に思っている可能性がある．主治医から発熱の原因や今後の治療について説明があると思われる．	・A さんの不安な気持ちを受けとめる ・主治医の説明を理解できたか確認する
高熱が出て発汗し，浅眠だったようなので，倦怠感が残っているだろう．回復を促すためにも日中，睡眠や休息がとれるようにする必要がある．	・倦怠感の状態の確認 ・カーテンを引く，眠っているときは声をかけない，物音を立てないなど睡眠・休息できる環境を作る
清拭，寝衣交換をしたということだが，汗のべたつきが残っているかもしれないので，皮膚の状態やその後の発汗の状態を確認する．必要であれば短時間で清拭して，爽快感を促す．さっぱりすると，食欲が出るかもしれないし，よく眠れるかもしれない．	・清拭 ・寝衣交換
体力回復のために少しでも何か食べたほうがいいが，昼食は食べられそうか確認する．高齢のため，脱水に注意する．水分は配膳のお茶や食事の牛乳だけで足りているのか，冷蔵庫に本人持ちの水分があるのか確認する．飲水もできないようであれば，水分補給のための点滴が必要になるかもしれないので，適宜状態を医師に報告する．	・食欲の確認 ・飲水援助 ・飲水摂取の確認 ・飲水もできない場合は医師に報告 ・配膳，下膳
高齢のため筋力が落ちやすいので，トイレに行くときに転倒しないように注意する必要がある．	・トイレに行くときにナースコールを押すように伝える ・筋力の低下の状態を観察
家族が心配しているだろうから，面会に来たときに状態を説明する．食欲が戻らないようであれば，食べられそうなものを持ってきてもらうように依頼する．	・家族への説明 ・家族に協力を依頼

申し送りの情報だけでもさまざまなことを判断し，A さんへの援助を考えています．

看護は情報や判断を引き継ぎながら継続していきます．申し送りで「自分が伝えたいこと」とは，次の勤務者に「引き継ぎたいこと」であり，次の勤務者に「その後の判断をゆだねたいこと」，次の勤務者が「計画を立案するために必要とすること」です．申し送りというプレゼンテーションの目的は，情報を伝える相手の思考が活性化するように伝えることであることがわかります．

もし 96 頁の状況をそのまま伝えると，状況は細部まで伝わりますが，時間がかかり，だらだらした申し送りになってしまいます．そのため，伝えるべき要素を，時間軸を意識した看護過程の思考の軸に乗せることにより，プレゼンテーションになります．また，できるだけ端的に状況が伝わるようにするために，起こらなかったことは省略することもあります．今回は，意識状態の悪化がなかったことは伝えませんでした．

一方，急な熱発でいかに大変だったということを誰かに話したくなるのは心情です．次の勤務への活力を得るためにも，申し送りではなく，一緒に夜勤をした看護師同士で労をねぎらいながら，双方向の会話をして発散してください．

3　研修報告（伝達講習）

施設外の研修や勉強会に参加して学んだ知識や技術を伝えるために，研修報告または伝達講習を行います．

技術は，やり方や注意点を伝え，実演し，可能であれば参加者にも演習してもらいます．技術の伝達講習は，基本的には習った通りに伝えますが，すでに自身が実践している場合は成功体験や失敗体験を交えて伝えると，より実際的な技術を伝えることができます．

講義や演習を行った研修は，「楽しかった」「勉強になった」「いろいろな人と話すことができてよかった」など，参加した感想を伝えられても，聞いている人には学びになりません．研修報告の目的は，学んだことを共有することですので，内容を伝える必要があります．しかし，与えられた時間によって，伝えられる内容や量は違ってきます．時間が短いほど抽象的な話になりがちです．

例えば，6時間のファシリテーション研修の報告について考えてみます．ファシリテーションについての詳細は，拙著『看護現場ですぐに役立つ　ファシリテーションの秘訣（総合医学社）』をご覧ください．ファシリテーションとは「共通の目標に向かって協働するように集団（チーム）による知的相互作用を促進し，チームとしての機能が活性化するように働きかけることである」と説明されました．研修では，講義と演習を通して，チームの条件，問題解決，議論と対話，対立，知的相互作用を促進するためのファシリテーションの基本的なスキル，活発な議論などを学びました．1時間あれば，ポイントとなるいくつかの資料を使って説明することができます．研修で聞いた内容と自分が解釈したことを区別して伝えるようにします．

「チームワークとは行動的要素と心理的要素の相互作用である．行動的要素とは目標や達成状況の確認，達成が遅れている人への援助行動のようなチーム・パフォーマンスの統制管理，ねぎらいや感謝，気にかけていることを伝えるなどのチームの円滑な対人関係の維持など，他者から見える言動である．心理的要素とは，集団凝集性つまり自然にチームに集まろうとする力のことで，例としては時間通りに人が集まる会議と集まらない会議，仕事は同じでもメンバーによって上がったり下がったりするやる気や作業意欲を意味するモラール，そして集団規範つまり暗黙のルールや価値観などですが，これらの見えない心理的要素もチームの中にあって，行動的要素と心理的要素によって，チームワークが良くなったり悪くなったりする」と説明を受けました．

身近なことで考えると，主任さんは午後になるとみんなに「今日の仕事は何割終わった？」と声をかけていますよね．夜勤への申し送りが終わると「保育園のお迎え間に合う？」とか「明日は休みだったね．よく休んでね」とか言ってくれますよね．あれが行動的要素だと思います．そして，お昼のカンファレンスは集まりが悪くて，全員が集まることはほとんどないし，途中で抜ける人がいて，最後は１人や２人になってしまって解散するということもありますよね．でも，多職種の会議は５分前にはほとんど着席していて，遅れてくる人は事前に連絡があります．それに病棟や部署によって雰囲気が違いますよね．ちょっとピリピリした感じとか，穏やかな感じとか，暗いとか明るいとか，誰かが強制しているわけではないのに，なんとなく漂っている雰囲気みたいなものが心理的要素だと思います．主任さんのような行動は，自分にしてもらっていなくても，ほっとしますので，やる気につながったり病棟のいい雰囲気につながったりしていると思います．でも，カンファレンスにみんなが集まらないときは，みんなを待っている自分は時間を無駄にしているような気持ちになり，自分も患者さんの対応を優先してもいいかと思って，カンファレンスに遅れがちになります．チームワークとは，こんなふうに行動と気持ちが影響し合うということだと思います

このような説明であれば，聞いている人はチームワークについて話し手が学んだことを理解するとともに，自分なりの解釈もしやすくなります．時間がなければ後半の自分の解釈を説明するだけでもかまいませんが，研修での抽象化した表現は資料として渡すことをお勧めします．具体的な例だけだと，伝達を繰り返すうちに本筋が少しずつずれていく可能性がありますが，抽象的な概念は揺らぎにくいからです．

5分で報告するときには，学んだことの中で特に重要だと思うことを1つか2つ選んで説明します．上記の程度の内容を1つ追加すると約5分です．6時間で学んだことを5分に圧縮することはできませんので，すべてを伝えようとする必要はありません．報告の目的が全体の概要を伝えることであれば別ですが，短い時間に多くの内容を伝えようとすると，かえってわかりにくくなる可能性があります．

20分で報告するときには，学んだことの中で重要だと思うことを2つか3つのポイントに分けて，その内容を1つか2つずつ説明します．「学んだことを3つ説明します」と最初に宣言しておくと，聞き手は頭の中を整理しながら聞くことができます．

1時間で報告するときは，研修で行った演習を1つ，聞き手にも体験

してもらうことにより，共感や納得を深めることができます．

4　会議の報告

聞き手にとって会議の報告は，あまりおもしろいものではありません．その要因は3つあります．

①自分に関係があるとは思えない．
②なぜそういう結論になったのか理由や話し合いのプロセスがわからない．
③説明に具体性がなく，理解しにくい．

これらは有効なプレゼンテーションにより改善することができます．

スタッフが「自分に関係があるとは思えない」内容には，もしかすると口頭ではなく紙面での報告でよいものが含まれているかもしれません．例えば，病院長や看護部長の交代などは別ですが，各部署の異動や昇格など，知らない人のことは記憶に残りません．

口頭で伝えたほうがよいことは，その後の行動に影響したり，知らないことで損をするような内容，注意を促す必要のある内容だったりする場合です．「増築工事が開始になり，A棟への出入口の位置が変更になりました」「売店は来週から2週間閉店します」「採血方法の院内基準が変更になりました」「インフルエンザの感染予防対策として，面会者のマスクと手洗いをチェックし，12月～2月までは面会時間が15時～18時に短縮されることになりました」などは，知っておかなければならない情報です．

しかし，プロセスを知っておけばさらに記憶には強く残ります．売店が2週間閉店するという情報に加えて，イートインコーナーを設けるための改修工事を行うとか，コーヒーメーカーを導入するとか，売店職員が一斉に長期休暇をとる初めての試みとか，理由がわかれば，売店が開店したときに店内の様子を見たり，コーヒーを飲んでみたり，売店職員にリフレッシュできましたかと声をかけてみたりしたくなります．その行動が人や情報をつないでいくことになります．

「リハビリテーション室で100万円の筋電図計を購入しました」．この報告には具体性がないため，聞いた人は「リハ室は高いものを買った」「看護も要求すれば高額なものを買ってもらえるのだろうか」「何に使うのだろう」「看護にも何か関係するのだろうか」など，さまざまな感想をもつと思われます．しかし，「リハビリテーション室で，運動能力の判定を行うために筋電図計を購入しました．病棟で行っているいくつかの介助方法のうち，どれが適しているかを判断することにも使えるようで，看護師が測定を依頼することもできるそうです」と説明されれば，「退院に向けてどういう生活動作が安全か，判定できるのかな」「転倒しやすい人を事前に判定できるのかな」「看護師の動作も測定できるのかな」など想像がふくらみ，リハビリテーションのスタッフとのコミュニケーションが増えると思われます．

小さな情報のようであっても，人に与える影響は小さいとはいえないこともありますので，記憶に残るような工夫をしたいものです．よいプレゼンテーションをするためには，漫然と会議に参加するのではなく，スタッフにいい報告ができるように積極的に会議に参加する姿勢が必要です．

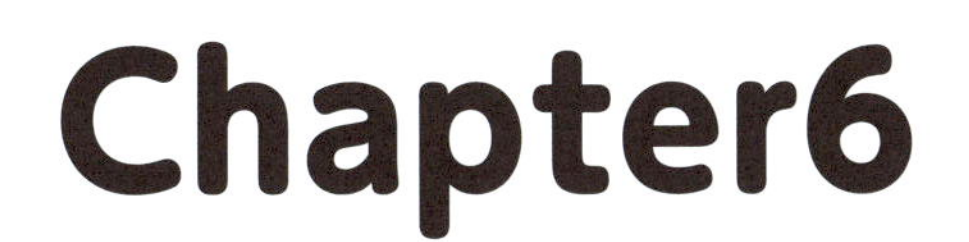

Chapter6

さらにプレゼンテーション技術を高めるために

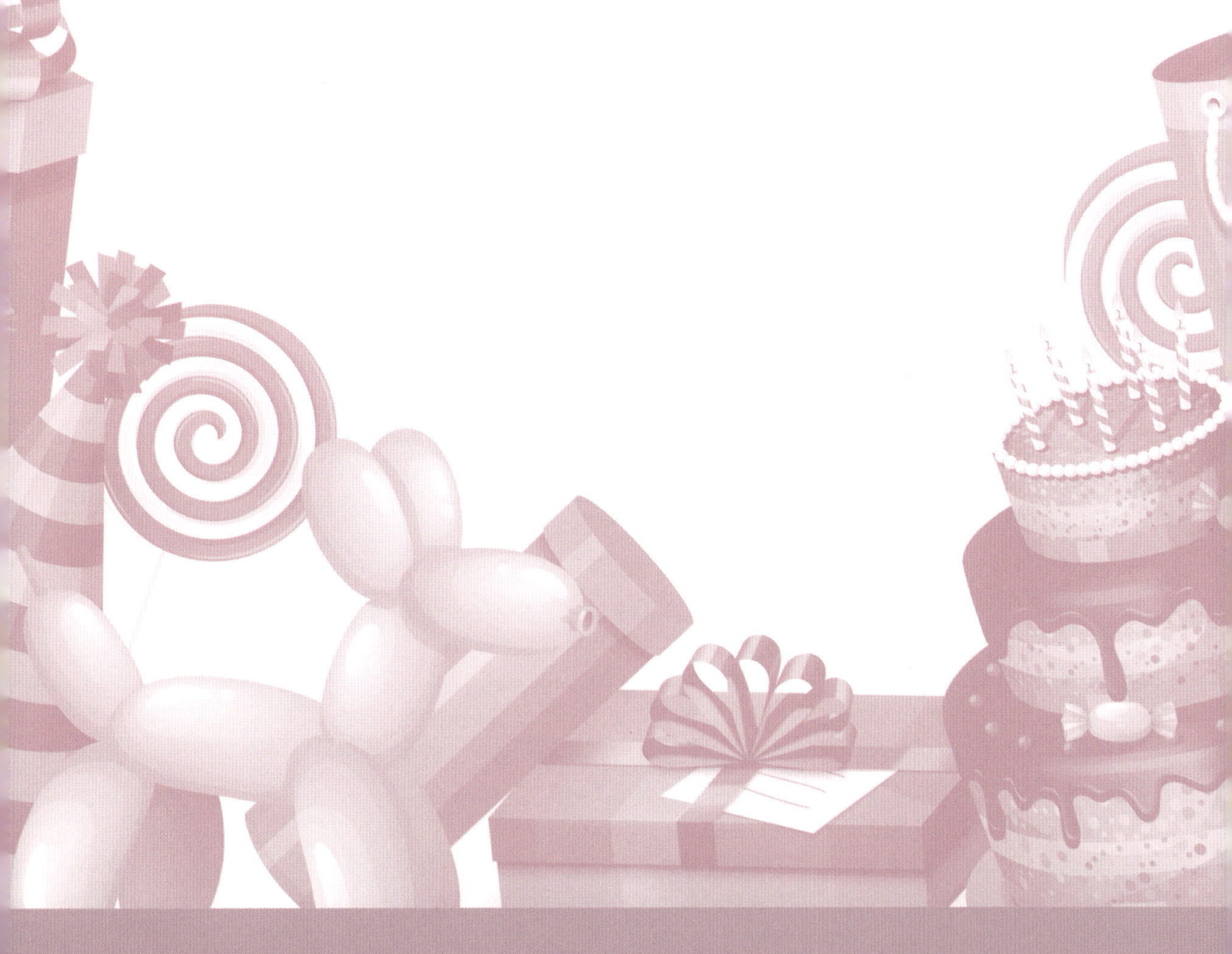

研修は，講義と演習のうち講義の部分がプレゼンテーションに該当しますが，演習の導入やまとめに「話す」部分がありますので，拡大解釈すると研修全体をプレゼンテーションとして捉えることもできます．そこで，Chapter 6 ではさらにプレゼンテーション技術を高めるために，研修のプレゼンテーションを構築する流れ（**図 1**）について考えてみます．

研修を依頼されたときに最初に考えるのは，与えられた時間と研修のねらい（目的・目標）です．自身のミッション（任務・使命）を見極めます．次に考えるのは，ミッションを達成するためのおおよその概要です．どのような切り口から伝えるかということであり，研修のストーリーです．これがだいたい決まったら方法を考えます．大きく分けると講義と演習です．演習は参加者自身の頭や身体を使いますので，課題に対する問題意識を高めたり実感したりすることが可能ですが，短時間の場合は講義だけになることもあります．講義は，事例，絵，写真，音声，映像，先行研究（論文や本），実物など，どのような資料を使うかを考えます．PowerPoint を使う場合は，大雑把に 1 枚 1 枚の PowerPoint のタイトルを入れていきます．PowerPoint を使わない場合は，付箋紙に書き出し並べてみると形になっていきます．ストーリーや資料は 1 つずつ完成していくわけではなく，行ったり来たりしながら詰めていきます．

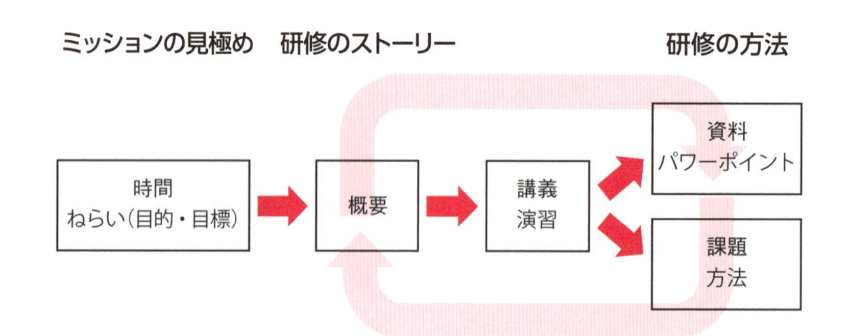

図 1　研修のプレゼンテーションを構築する流れ

看護師以外の職種の管理職からの要望により，病院における看護師の仕事とはどのようなことかを伝える研修を行うことになりました．時間は 1 時間，ねらいは「他職種に看護の仕事について理解してもらう」ことです．ねらいが抽象的ですので，他職種に看護の仕事について理解してもらって，どうしたいのかを考える必要があります．ここでは他職種に看護の仕事について理解してもらうことによって，連携・協働して一緒に患者のケアを考えていくことができるようにしたい，というさらに詳細なねらいを設定しました．

研修のストーリーを構成する要素を抽出するため，看護師の仕事についてどのようなことを伝えたいかをあげてみると，看護師の業務を規定した法律（保健師助産師看護師法），看護の対象者，看護師の思考（看護過程，看護倫理，看護理論），看護技術，看護管理，看護の事例，看護の歴史，看護師養成所，看護系職種の資格の種類と内容，看護師が働いている場所など，たくさんあります．

看護師の仕事は多岐に渡りますが，業務の法的根拠は保健師助産師看護師法第五条です．

> この法律において「看護師」とは，厚生労働大臣の免許を受けて，傷病者若しくはじよく婦に対する療養上の世話又は診療の補助を行うことを業とする者をいう．

この内容を説明すると，看護師の行動をわかってもらえるかもしれません．また，どの職種も患者や利用者が幸せに暮らせるように支援したいという考え方は共通しているのではないかと思います．しかし，同じ場面に遭遇したとしても職種によってアセスメントは異なっていると思われます．これは看護師の思考そのものであり看護過程です．看護師の仕事は社会の状況によって変化していますので，看護の課題と今後に期待されることも伝えたいと思います．

このように考えて，次の３つに絞りました．

①療養上の世話と診療の補助
②看護過程の考え方
③現状の課題と期待されること

伝えたいと思ったことは全部話せなくても，質問を受けたり，研修後のやりとりの中で補足したりすればよいのです．

これらの３つに含まれる内容を具体的に出していきます．

①療養上の世話と診療の補助
- 療養上の世話＝生活の援助
- 身体的，心理的，社会的な援助
- 治療・検査の援助
- 食事，排泄，清潔，更衣，環境，活動，休息の援助
- 観察（道具を使った観察，五感を使った観察）
- コミュニケーション
- 相談・教育

②看護過程の考え方
- 情報収集，アセスメント，看護計画（看護問題，看護目標，具体策），実施，評価
- 安全，安楽，自立

・直接的ケア，間接的ケア
・急性期，慢性期，回復期，終末期
・判断・予測

③現状の課題と期待されること
・高度医療における看護
・入院期間短縮の中での看護
・地域包括ケアシステムの中での病院における看護
・電子カルテの活用
・外来と病棟の連携
・多職種連携
・予防（転倒予防，認知症予防，せん妄予防，感染予防…）

演習を行うのであれば，メンバー同士の自己紹介，グループごとの発表や感想，振り返りなどを入れるか否か，使用物品も具体化します．ストーリーが視覚化できてきたら，時間配分をして全体を見渡し，研修のねらいに沿った内容になっているかを確認します．

しかし，このままストーリーを作っていくと，堅苦しい研修になってしまいそうです．なぜなら，看護師としてわかってほしいことばかりが盛り込まれていて，参加者である他職種が看護の何を知りたいのかという視点が欠落しているからです．

他職種は看護師が何を専門としていて，どのような役割を担っているのか，何を大事にしているのか，仕事の様子からわかるような，わからないような，という感じかもしれません．

そこで，看護師の仕事，看護師のイメージ，看護師について知っていることなどをグループで出してもらうことにしました（演習 1）．5，6人であれば話しやすいと思いますが，知らない人もいると思われますので，グループワークの前に自己紹介も入れることにしました．また，講義は看護師の立場からの一方的な主張のように捉えられる可能性がありますので，講義のあともう一度演習を入れて，看護師について改めてわかったこと，今思う看護師のイメージ，看護師と一緒にやっていきたいことなどを話し合ってもらうことにします（演習 2）．

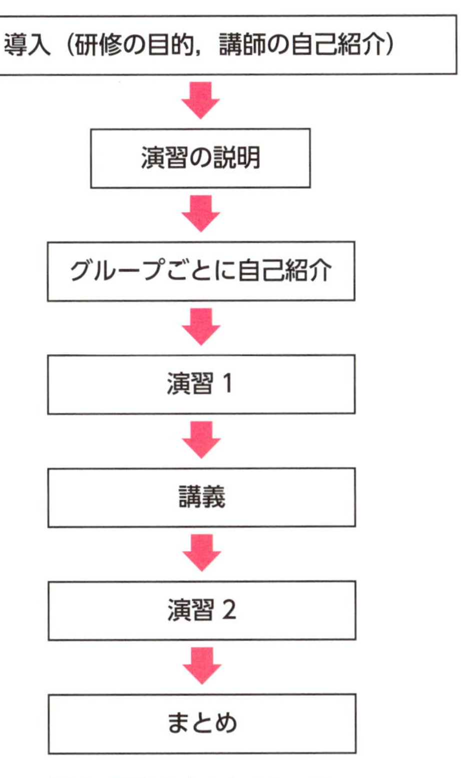

図 2　研修の大きなストーリー

大きなストーリー（**図 2**）ができましたので，講義のストーリーを考えることにします．

最初の演習 1 では「いつも忙しそう」「優しい」「怖い」「話しかけにくい」「医師に指示されて仕事をしている」「採血や注射や吸引をしている」「患者の身体を拭いたりトイレに連れて行ったりしている」「患者さんと話すことも仕事」「交代制の勤務をしている」「保健師や助産師も看護師」「昔は看護婦と呼ばれていて，男性は看護士と呼ばれていた」「ナイチンゲール」「専門学校卒，短大卒，大卒の人がいる」「研究することが 1 つの役割になっている」などがあがってくると思われます．これらの予測をもとに講義内容を考えます．

講義は PowerPoint を使用することとし，タイトルや簡単な内容を入れていきます．研修のタイトルは，20 年以上前にヒットしたドラマのタイトルを真似することにしました（**図 3**）．

ナースのお仕事
×× 病院編

研修の目的

看護の仕事を理解し，連携・協働した患者へのケアの形を考える

自己紹介

・所属・名前
・仕事に就いて得たこと
・仕事の中で苦手なこと
・好きな場所（落ち着く場所）

演習 1

看護師の仕事，看護師のイメージ，看護師について知っていることなどをできるだけたくさんあげる

看護師の仕事（療養上の世話）

・清拭・入浴・足浴・口腔ケア
・トイレ介助・オムツ交換
・食事
・ベッドメーキング
・着替え

看護師の仕事（診療の補助）

・点滴・注射（与薬）
・採血
・吸引
・バイタルサインの測定
・手術の介助

看護師の仕事（見えにくいこと）

・退院準備（相談・指導）
・記録・評価
・連絡・調整
・困りごと，心配ごと，不安，愚痴などの聞き役，相談

看護師の思考

・看護過程
・安全，安楽，自立
・直接的ケア，間接的ケア

現状の課題

・入院期間短縮の中での看護
・電子カルテの活用
・連携
・予防

演習 2

看護師についてわかったこと，今思う看護師のイメージ，看護師と一緒にやっていきたいことなどをできるだけたくさんあげる

まとめ

図 3　講義で使用する PowerPoint

演習2のあとのまとめは，この研修全体のまとめになりますので，研修の目的につながる内容にする必要があります．実はここが一番難しいところです．

研修を担当するということは，研修のテーマに関する自身の考えを明らかにするということです．この場合は，看護師の仕事とは何なのか，連携・協働した患者へのケアの形とは何なのか，自問自答を繰り返すことになります．

言葉で表現するのが難しければ，イメージを形にして示す（**図4**）ことも1つの方法です．

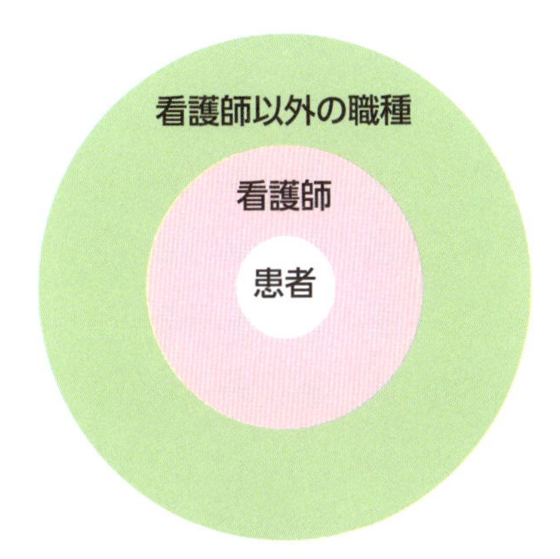

図4　イメージを形にしてみる（その1）

このような図で患者，看護師，看護師以外の職種を示すと，看護師以外の職種は看護師を通して患者に接しているかのように見えますので，猛反発されそうです．しかし，看護師は交代しながら24時間患者に接しているため，そのことは示したいという気持ちが残ります．そこで，以下のような図（**図5**）を描いてみました．看護師が一番患者と接する量が多いというところは示すことができたかもしれませんが，看護師以外の職種同士はかかわりがないように見えてしまいます．

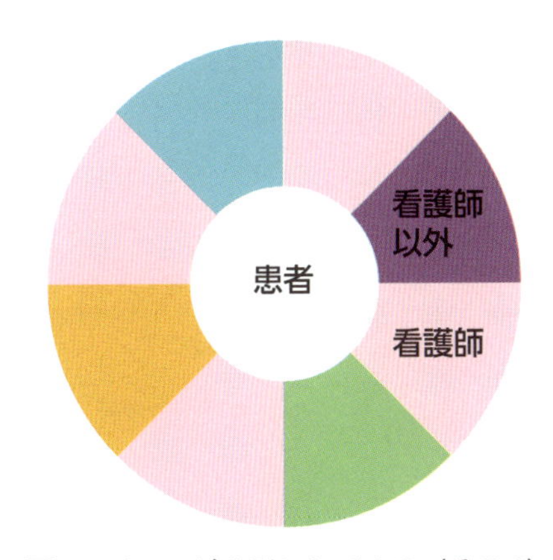

図5　イメージを形にしてみる（その2）

そこで，お互いの職種が融合していることを虹色で示しました（**図6**）．専門職としてケアを提供するときも他の職種の影響を受けていることをイメージしています．「病院における看護師の仕事とはどのようなことかを伝えてほしい」という要望に対する結論として，「看護師は他の職種と患者の目標を共有し，連携・協働しながら，看護の専門性を発揮する仕事である．つまり，他の職種から得られた情報やアセスメントを取り入れたり，他の職種に看護師の意見を伝えたり，ケアを依頼したりしながら，他の職種との関係性の中で，看護師や看護師以外の職種がよりよいケアを患者に提供できるようにする仕事である」と考えました．

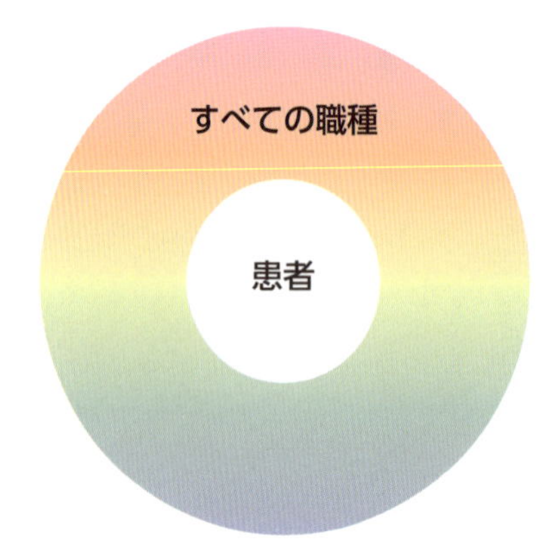

図6　イメージを形にしてみる（その3）

このような結論には異論もあると思われますが，研修は正しいこと（情報や知識）を伝えるだけではなく，担当者の考えや主張を伝える場でもあるのです．そのため，研修全体をプレゼンテーションと捉えることができると考えます．

もっと多くの時間を与えられた場合は，演習をもう1つ実施したいと思います．事例を提示して，それぞれの職種がどのような見方をするのかを話し合うような演習です．専門職は同じ情報を見ても，違うことをアセスメントする可能性があります．看護師もグループに入って一緒に話し合うことによって，看護師のアセスメントを知ってもらい，多職種の専門性を理解し合うことができます．時間が増えた分に講義を入れてもかまいませんが，メリハリをつけるように意識します．

研修は骨組みさえできれば80%程度はでき上がったようなものです．あとは詳細な時間配分を考えたり，PowerPointを見やすくしたり，PowerPointや演習の説明の仕方を考えたりします．使用物品，それをいつ配布するのか，席の配置，グループ分け，電気の消灯・点灯，各グループにファシリテータをつけるかどうか，ファシリテータをつける場合にはファシリテータとの打ち合わせ，研修の案内，研修の評価方法などできるだけ細かいところまで検討し，何かあっても慌てずに対応できるようにしておきます．細かい準備ができていないと，自信のない様子や不安そうな様子が参加者に伝わったり，時間をオーバーしてだらだらした印象を与えたりして，参加者が研修に集中しにくくなります．

最近の研修では，PowerPoint で提示した画面を印刷して配布資料とすることが多くなっています．PowerPoint は口頭での説明を補足するためのものですので，提示する資料は簡単にして，大事だと思ったところは自身でメモしてもらうほうがいいと思いますが，メモしきれないだろうと予想されるようなこと，例えば細かい数値や聞き慣れない言葉，難しい漢字を含むような内容，長い定義などは，参加者のストレス軽減のために，あえて説明的な表現を載せることもあります．

資料を効果的に使って研修のプレゼンテーションを構築してください．

索　引

はじめて学ぶ“伝わる”プレゼンテーション
―患者指導，カンファレンスから学会・院内発表まで―

2019年7月25日発行　　第1版第1刷 ©

編著者　國澤尚子（くにさわなおこ）

発行者　渡辺嘉之

発行所　株式会社　**総合医学社**
〒101-0061　東京都千代田区神田三崎町 1-1-4
電話 03-3219-2920　FAX 03-3219-0410
URL：https://www.sogo-igaku.co.jp

Printed in Japan　　シナノ印刷株式会社
ISBN978-4-88378-675-6